고혈압, 약을 버리고
밥을 바꿔라

고혈압, 약을 버리고 밥을 바꿔라

초 판 1쇄 발행 2011년 5월 10일
　　　 9쇄 발행 2019년 12월 15일

지은이　황성수
펴낸이　박경수
펴낸곳　페가수스

등록번호　제2011-000050호
등록일자　2008년 1월 17일
주　　소　서울시 노원구 중계로 233
전　　화　070-8774-7933
팩　　스　0504-477-3133
이 메 일　editor@pegasusbooks.co.kr

ISBN 978-89-94651-02-6 13510

ⓒ황성수, 2011.
이 책은 저작권법에 따라 보호받는 저작물이므로 무단 전재와 무단 복제를 금지하며, 이 책 내용의 전부 또는 일부를 이용하려면 반드시 저작권자와 도서출판 페가수스의 서면동의를 받아야 합니다.

이 도서의 국립중앙도서관 출판예정도서목록(CIP)은 서지정보유통지원시스템 홈페이지(http://seoji.nl.go.kr)와 국가자료공동목록시스템(http://www.nl.go.kr/kolisnet)에서 이용하실 수 있습니다.(CIP제어번호: CIP2011001635)

※잘못된 책은 바꾸어 드립니다.
※책값은 뒤표지에 있습니다.

황 성 수 박 사 의 밥 상 개 혁 프 로 젝 트

고혈압, 약을 버리고
밥을 바꿔라

황성수(대구의료원 신경외과 의사) 지음

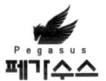

추천의 글 1

당뇨병과 고혈압이 한꺼번에 사라졌다

당뇨병과 고혈압이 오랫동안 나를 괴롭혔다. 약을 먹기 시작한지 10년이 되었고 3년 전부터는 인슐린 펌프를 몸에 달았다. 음식을 많이 먹어도 괜찮고 합병증도 예방할 수 있다는 이유에서였다. 인슐린 펌프를 달고 나서 그럭저럭 유지되던 혈당이 어느 순간 문제를 일으키더니 점점 더 악화일로를 걷기 시작했다. 혈당이 악화됨에 따라 인슐린 투여량이 점점 늘어났고, 인슐린이 많이 투여되자 몸이 붓고 살이 찌기 시작했다. 살이 점점 찌면서 무릎관절 이상과 좌골신경통으로 고통을 받았다. 참지 못해 정형외과에 가서 스테로이드 주사를 맞았더니 혈당이 더 올라갔다. 어떻게 해야 할지 몰라 무척 당황했고, 불안하고 초조해서 잠이 오지 않았다.

살 길을 찾아 대구의료원에 입원해 황성수 박사를 만났다. 식사를 바꾸고 인슐린과 혈압약도 점차 줄여나갔다. 이제는 고혈압 약을 완전히 끊고 인슐린도 더 이상 맞지 않는다. 잠만 자고 나면 살이 쪄서 걱정이었는데 살이 빠져서 무척 기쁘다. 아직 10킬로그램을 더 빼야 정상체중이 되지만 계속 노력할 생각이다. 세상을 다시 살게 해준 황성수 박사에게 마음 깊이 감사드린다.

서울에서 임화목 님

추천의 글 2

중성지방이 정상이 되고 호르몬 약도 끊게 되었다

고혈압으로 돌아가신 아버지의 식성을 닮아서 어릴 적부터 육식이나 해산물을 즐겼다. 채소를 아주 싫어했고 과일도 별로 즐기지 않았다. 식성 탓인지 40대 초반에 접어들면서부터 고혈압으로 인한 고생이 시작되었다. 체중도 비만은 아니지만 과체중이었다. 여성호르몬 약과 고혈압 약을 10년 이상 복용하면서 유방에 물혹 같은 것이 생기고 간 기능 수치도 좋지 않았다.

우리 집 냉동고는 늘 육류로 가득 차 있었다. 생선도 가끔씩 잔뜩 사다 냉동고에 채워둬야 마음이 편했다. 그러다가 우연한 기회에 황성수 박사를 만나서 현미밥채식을 시작하게 되었고, 이후 5주 만에 중성지방수치가 190에서 90으로 떨어졌다. 이제는 여성호르몬 약도 끊고 간 기능 수치도 정상으로 돌아왔다.

날씬해지고 피부도 좋아졌다. 식탐이 사라지고 몸도 가벼워졌다. 자연스레 냉장고를 비우게 되면서 경제적으로도 이익이다. 이제는 육식을 중단했다는 것을 잊어버리고 고기, 생선을 입에 댔다가는 복통으로 큰 고생을 치를 정도까지 되었다. 내 몸을 살린 황성수 박사에게 진심으로 감사드린다.

안동에서 박인숙 님

23년 동안 먹어오던 고혈압 약을 끊게 되었다

혈압이 높은 편이어서 고민이 많았고 고혈압 약을 23년이나 먹어왔다. 고혈압 약이라는 것이 한 번 먹기 시작한 이상 평생 먹어야 하고, 그러지 않으면 큰일이 나는 줄로 알았기 때문에 꾸준히 거르지 않고 약을 먹었다. 친정어머니께서도 고혈압으로 돌아가신 터라 마음속에 늘 불안한 생각이 떠나지 않았다. 음식을 특별히 가리지는 않았으나, 생선을 좋아해서 자주 즐겨 먹었다. 채소는 거의 입에 대지 않을 만큼 좋아하지 않았고 고기도 그리 즐겨 먹지는 않았다.

혈압 때문에 걱정이 많던 차에 우연히 황성수 박사를 알게 되었고, 현미밥과 채소의 중요성을 깨닫게 되었다. 곧바로 치료를 위해 입원을 결정했다. 현미밥과 채소만을 먹으며 치료를 시작한 이후, 혈압수치에 급격한 변화가 생겼다. 이전에는 고혈압 약을 복용하면서 150/95 정도였던 혈압이 현미밥채식을 한 후로는 110/65 정도로 급격히 낮아졌다. 음식을 바꾸는 것만으로도 몸에 이 같은 큰 변화가 생기는 것을 체험하면서, 몸은 먹는 대로 된다는 말의 의미를 가슴에 새기게 되었다.

속초에서 문용덕 님

추천의 글 4

고혈압은 물론 체중도 8kg이나 줄어들었다

12년 정도 고혈압 약을 먹어왔다. 뜻하지 않는 문제가 몸에 생겼지만 성실하게 치료하면 괜찮아질 거라는 생각으로 아침마다 꾸준히 약을 챙겨 먹었다. 그러나 아무리 약을 먹어도 혈압이 잡힐 기미는 보이지 않았다. 오히려 하나씩 먹던 약이 점차 늘어가더니 3가지 종류의 약을 한꺼번에 먹어야 하는 지경에 이르게 되었다.

우연한 기회에 황성수 박사를 알게 된 남편의 권유로 반신반의하며 현미밥 채식 치료를 받게 되었고, 식생활교육을 받으며 고혈압 약의 위험성을 깨닫게 되었다. 대구의료원에 입원하고 나서 5일째, 10일째, 20일째가 되던 날, 그동안 복용해오던 고혈압 약을 한 종류씩 줄여나갔다. 약을 끊었다가 혈압이 악화되면 어쩌나 하는 마음은 이미 온데간데없어졌고, 몸무게도 많이 줄어서 음식을 바꾼 지 40일 만에 8킬로그램이나 살이 빠졌다. 건강을 회복하고 보니 지금껏 음식을 얼마나 함부로 먹으며 내 몸을 학대했던가 하는 반성을 하게 되었고, 나 스스로 내 몸을 아끼고 사랑해야겠다는 다짐을 하게 되었다. 나뿐만 아니라 가족의 건강을 위해 건강한 식탁을 꾸려나갈 생각이다.

인천에서 장분녀 님

추천의 글 5

20년 넘게 앓아오던 협심증이 호전되고 있다

    1988년부터 고혈압 약을 먹어왔다. 혈압이 좋지 않은 상태에서 협심증까지 겹치면서 몸이 견딜 수 없이 힘들었다. 고혈압 약과 협심증 약으로 버티며 하루하루를 보내는 어려운 시간들이었다. 그러던 차에 우연히 매스컴을 통해 황성수 박사를 알게 되었다. 곧바로 황성수 박사가 있는 대구의료원을 찾았고 지난 2010년 2월에 입원치료를 받았다.

    입원 후 약 한 달 동안 황성수 박사의 지시대로 식습관과 생활습관을 완전히 바꾸는 치료가 시작되었다. 걱정 반 기대 반이었던 처음의 생각과 달리 몸이 놀라울 정도로 변하기 시작했다. 이제는 20년 넘게 먹어오던 고혈압 약을 전혀 먹지 않고 있으며, 아스피린 한 알 정도만 복용하고 있다. 혈압은 아무 문제없이 정상치를 나타내고 있고, 혈압이 좋아지면서 마음 편한 생활을 하다 보니 협심증도 점차 호전되기 시작했다. 병을 낫게 하고 새 삶을 살게 해 준 황성수 박사에게 무한한 감사를 드리고 싶다.

충북에서 김도연 님

추천의 글 6

입을 즐겁게 하던 음식이 몸을 망치고 있었다

2009년 12월, 뜻하지 않은 뇌경색 진단을 받았다. 약 15년간 2종류의 고혈압 약을 복용해왔지만 혈압이 잡힐 기미는 보이지 않았고, 뇌경색이라는 진단 결과까지 받고나니 몸도 마음도 무척 힘들었다.

그러던 차에 자식들의 권유로 황성수 박사를 찾아 약 2개월간 입원치료를 받았다. 치료를 위해 병원에 입원한지 3일 만에 황성수 박사의 지시로 고혈압 약 복용을 중단하고 식사를 현미밥채식으로 바꾸었다. 퇴원 후에도 음식은 현미밥과 채소와 과일만 먹고 일체의 동물성 식품은 입에 대지 않았다. 집에서는 물론이고 외출할 때에도 현미밥도시락을 싸서 다녔다.

식사를 바꾸고 나서 체중이 15킬로그램 넘게 빠졌지만, 혈압은 오르락내리락 하며 쉽게 잡히지 않았다. 그러나 황성수 박사를 믿고 1년 정도 꾸준히 현미밥과 채소, 과일만을 먹었다. 그 결과 2011년 2월 현재, 혈압이 정상수치에 도달했다. 예전에 즐겨먹던 음식이 내 몸을 망치고 있었다는 깨달음을 얻게 되었고 고기, 커피, 짠 것, 술은 절대로 먹지 않는다. 되찾을 수 없을 것 같던 건강을 찾게 해준 황성수 박사에게 마음 깊은 감사를 드린다.

구미에서 박성문 님

머리말

고혈압이 전염병처럼 빠르게 확산되고 있다. 고혈압이 얼마나 무서운 병인지에 대해서는 익히 알고 있지만 어떻게 하면 효과적으로 예방하고 치료할 수 있는지에 대해서는 손에 딱 잡히는 것이 없는 형편이다. 건강검진을 통해서 조기에 발견하고 서둘러 투약을 해야 한다는 것이 고혈압에 대한 유일한 대책처럼 알려져 있다.

현대의학은 고혈압을 주로 약물로 치료한다. 고혈압이 습관의 병이라고 말하면서도 습관개선은 뒷전이고 약부터 먹게 한다. 물론 생활습관을 고쳐야 한다는 주문이 없는 것은 아니지만 크게 비중을 두고 있지는 않아 보인다.

이미 알려진 바와 같이 고혈압은 습관이 나빠서 발생하는 병, 즉 나쁜 습관의 병이다. 고혈압은 건강한 생활습관을 가지고 있으면 나이를 먹어도 쉽게 생기지 않는 반면 나쁜 습관에 젖어 있으면 젊은 나이에도 쉽게 생길 수 있다. 심지어 초등학생들 중에도 고혈압이 적지 않다는 얘기가 심심치 않게 들려오고 있다.

안타까운 것은 어떤 습관이 고혈압을 예방하는 좋은 습관인가에 대해서 제대로 알지 못하고 있다는 점이다. 현재의 생활에서 조금 개선하는 정도로 해서는 고혈압을 해결할 수 없다. 생활 전체를 획기적으로 변화시켜야 한다. 그러나 아무도 그렇게 살고 싶어 하지 않는다는 점이 가장 큰 문제다.

고혈압은 못 사는 나라에는 적은 반면 경제적 형편이 좋은 나라에는 예외 없이 많은 병이다. 고혈압의 예방과 치료에 이 점을 고려하지 않으면 안 된다. 고혈압이 쉽게 치료되지 않는 이유는 병의 근본 원인을 제대로 파악하지 못하고 있기 때문이다. 이것을 병 자체가 난치성을 갖고 있기 때문이라고 책임을 떠넘겨버리면 치료가 불가능해진다. 따라서 고혈압에 대한 편협한 지식에서 벗어나 냉철한 통찰과 폭넓은 이해를 가져야 한다.

이 책의 일부 내용은 지금까지 독자들이 알고 있는 지식과 상당히 달라서 다소 당황스럽고 혼란스러울 것이다. 그러나 차분히 생각해보면 이해 못할 내용은 없다. 가급적 전문적인 용어의 사용을 피하고 건강한 상식을 가진 사람이라면 누구나 쉽게 이해할 수 있도록 주위에서 흔히 접하게 되는 사례를 들어 설명하려고 노력하였다. 또 누구나 인정할 수밖에 없는 이치에 빗대어 설명하려고 애썼다. 재미있게 쓰려는 생각보다는 확신을 심어주는 데에 중점을 두었다. 그냥 해가 된다든지, 무엇이 좋다든지 하는 식으로 두루뭉술하게 쓰지 않으려고 했다. 좋다면 그 근거가 무엇인지, 나쁘면 나쁜 이유가 무엇인지를 밝히려고 노력했다.

필자는 고혈압을 병이 아닌 증상으로 본다. 그러나 이 책에서 고혈압을 병이라고 표현한 부분이 가끔씩 나오는 이유는 고혈압을 증상이라고 썼을 때 심각하게 생각하지 않고 대수롭지 않게 여길 수 있기 때문이다. 확실히 비정상이라는 것을 강조하기 위해서 병이라는 표현을 썼다. 어떤 내용은 여러 차례 반복해서 설명한 것들도 있는데 이는 중요하기 때문에 의도적으로 그렇게 한 것이니 오해가 없길 바란다.

이 책에 있는 내용을 다 이해하지 못하더라도 고혈압을 예방하고 치료하는 데에는 큰 문제가 없다. 가끔씩 다소 전문적인 내용을 설명한 이유는 필자의 주장을 뒷받침하는 충분한 근거를 제시하기 위해서이며, 혹시 읽을지도 모르는 전문가들을 위해서이다. 가능하면 쉬운 용어를 사용하려고 노력했으나 아무래도 한계가 있기 마련이고, 필자의 자질 부족으로 마음먹은 대로 되지 않았음을 고백하지 않을 수 없다.

어디에 비중을 두고 쓴 책인가

고혈압은 몇몇 유전적인 원인을 제외하면 거의 대부분 먹지 않아야 할 음식을 먹고, 먹어야 할 식품을 먹지 않았기 때문에 발생하는 병이다. 이를 분명히 이해할 수 있도록 하기 위해 몸에 좋지 않은 음식은 무엇이고 먹어야 할 음식은 무엇이며, 그 음식들이 몸에 어떤 영향을 미치는지를 여러 사례를 들어 설명하였다.

염증이 생기면 열이 나듯이 혈관이 협소해지면 혈압이 올라가게 되어 있다는 사실을 명확히 하려고 하였다. 즉 고혈압은 좁아진 혈관 때문에 나타나는 증상이지 그 자체로 하나의 병이 아니라는 얘기다. 이 점은 고혈압을 치료하는 태도를 결정하는 데 있어서 매우 중요하다. 고혈압을 치료할 때 원리에 맞게 제대로 하지 않으면 아무리 노력해도 성공적인 치료를 할 수 없다는 점을 강조하고 싶다.

사람의 몸은 스스로를 지키기 위해서 혈압이 올라가야 할 이유가 있을 때는 목숨이 끊어지는 날까지 이를 포기하지 않는다. 내장되어 있는 몸의 본능을 인위적으로 억압하는 것은 결국 실패할 수밖에 없다는 점을 부각시키려고 노력하였다. 특히 약물치료가 많은 부작용을 일으키고 있다는 점을 지적하고자 한다.

반면에 원리에 맞는 치료를 하면 고혈압을 쉽게 치료할 수 있다는 점을 드러내려고 애썼다. 특히 식물성 식품만 먹으면 고혈압은 비교적 쉽게 치료되는 병임을 밝히려고 한다.

뇌신경 전문의가 혈압에 관심을 갖게 된 이유

고혈압은 전통적으로 내과에서 취급하는 병이다. 그런데 왜 신경외과 전문의인 필자가 고혈압에 대해 특별한 관심을 갖게 되었는지 의아해 하는 분들이 있을 것이다. 자신의 전문영역이 아님에도 불구하고 고혈압에 대해서 말하는 것이 주제넘은 행동으로 보일 것을 뻔히 알면서도 그럴 수밖에 없는 사정이 있기 때문이다. 곱지 않은 시선에도 불구하고 입을 열 수밖에 없었다.

① 혈압은 특정 전문과목에만 속한 문제가 아니다

전문과목은 대략 장기나 조직에 따라 나뉘어 있다. 신장과 심장은 내과에서, 뇌는 신경외과나 신경과에서, 뼈와 근육은 정형외과에서 치료하는 경우가 대표적인 예다. 모든 장기는 혈액으로부터 영양분과 산소를 공급받고 있다. 따라서 혈액공급이 부족해지면 장기가 원래의 기능을 제대로 발휘할 수 없다. 그러므로 혈압은 전문과목을 구별할 것도 없이 모든 의사들이 똑같이 관심을 가져야 할 대상이다. 특정 전공분야에서 더 깊이 관심을 가질 수는 있겠지만, 어느 전공분야도 소홀히 다루어서는 안 되는 문제다.

② 뇌신경외과에서 혈압이 중요한 이유

뇌는 심박출량(심장이 1분 동안에 뿜어내는 혈액의 양)의 20%를 공급받는다. 수치로만 본다면 신장이 이보다 조금 더 많은 20~25%를 차지하여 장기 중에서 가장 많은 혈액을 공급받는다. 그러나 신장은 뇌와 다르다. 뇌를 통과하는 혈액은 모두 자체 조직에서 이용되는 반면 신장은 조직 자체가 이용하는 혈액보다 혈액을 걸러내기 위해 보내지는 양이 훨씬 더 많다. 그러므로 장기에서 순수하게 소비하는 혈액을 놓고 비교하면 뇌가 소비하는 혈액이 단연 선두다.

이런 이유 때문에 뇌를 전문으로 취급하는 신경외과 의사는 다른 어떤 분야의 전문의보다도 혈압에 대해서 민감하지 않을 수 없다. 더구나 뇌는 다른 장기와 달리 혈액공급 부족으로 손상을 입으면 회복이 불가능하다. 따라서 혈액공급이 부족하지 않도록 모든 조치를 취하지 않으면 안 된다.

장기별 사망자 수를 살펴보면 그 이유가 더 선명해진다. 뇌에 발생한 질병으로 사망한 사람의 수가 다른 어느 장기의 질병으로 인한 사망자 수보다 많다. 뇌 관련 질병으로 인한 사망 원인은 혈관이 막히거나 터져서 생긴 병이 대부분을 차지하고 있고 이것은 모두 혈관과 관계되는 병이다. 더구나 뇌와 관련된 질병이 매우 빠른 속도로 증가하고 있기 때문에 혈액공급에 대해 더 많은 관심을 갖지 않을 수 없다.

지금까지 고혈압이 심장 혹은 콩팥에 미치는 영향에 대한 논의는 많았으나 뇌에 대해서는 그렇지 않았다. 그러나 한 해(2007년 기준)에 심장혈관병으로 사망하는 사람보다 37%나 더 많은 사람이 뇌혈관병으로 사망한다는 점에서도 고혈압에 대해 관심을 가지지 않을 수 없다.

③ 혈관이 막히는 뇌혈관 병이 크게 증가하고 있다

고혈압 환자가 전보다 더 많아진 것도 사실이지만 그보다 더 중요한 것은 고혈압으로 인해 발생하는 것으로 알려진 병들로 치료받는 환자의 수가 훨씬 더 많아졌다는 점이다. 나는 그 이유 중 하나가 무분별한 강압제(혈압약) 사용 때문이라고 본다. 실제로 강압제를 복용하고 있는 사람들 중에 뇌경색으로 입원하는 경우가 상당히 많다. 강압제를 남발하고 있는 의료계에 조금이라도 제동이 걸릴 수 있는 단초를 제공한다면 그것만으로도 족하다.

신장 전문의가 혈압에 대해서 관심을 가지는 것이 당연한 것처럼 뇌신경 전문의가 혈압에 대해서 관심을 가지는 것 역시 너무나 당연하다. 이런 말을 꺼내놓고 하기까지 적잖은 망설임과 큰 용기가 필요했음을 이해해주기 바란다. 이런 사실을 이해한다면 필자가 내과 전문의가 아님에도 불구하고 왜 혈압에 관심을 가질 수밖에 없는지에 대해 수긍하리라 생각한다.

황성수

★ 고혈압 십계명 ★

1. 동물성 식품을 금하라
2. 자연에 가까운 식물성 식품을 먹어라
3. 땀이 나게 걸어라
4. 일찍 자고 깊이 자라
5. 싱겁게 먹어라
6. 술과 담배를 멀리하라
7. 용서하고 관용을 베풀어라
8. 이웃을 너그럽게 대하라
9. 긍정적으로 생각하라
10. 마음의 평화를 잃지 않도록 노력하라

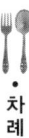
차례

머리말   10

1 / 고혈압이란 무엇인가

고혈압이 당신의 목숨을 노린다	26
고혈압은 치명적이고 치료가 어렵다	31
나쁜 습관이 고혈압을 부른다	37
진짜 문제는 고혈압이 아니다	44
나이가 들면 혈압이 오르는 것이 당연한가	49
심장·혈관·혈액이 혈압을 결정한다	54
혈압변동에 영향을 주는 요소	59
혈압은 몸의 원리에 따라 움직인다	63
혈압이 오르고 내리는 이유는 무엇인가	67
혈압은 언제 어떻게 측정해야 하는가	71
정상혈압 수치가 점점 낮아지고 있다	77
증상이 없는 저혈압은 오히려 좋다	81
혈압이 높을 때 어떤 검사가 필요한가	84

2/ 동맥경화증이 고혈압을 만든다

고혈압의 원인은 동맥경화증이다	90
동맥경화증은 죽음을 부르는 병이다	95
동물성 식품이 동맥경화증을 만든다	103
동맥경화증을 외면하고 있는 현대의학	107
유전적으로 고혈압이 생길 수도 있다	113
고혈압은 몸의 이상을 알리는 경보다	116
콜레스테롤을 모르면 고혈압을 알 수 없다	120
과다한 비계지방도 고혈압의 원인이다	132
고혈압 합병증의 원인은 동맥경화증이다	138
습관을 바꿔야 고혈압이 낫는다	145

3/ 무엇이 몸을 살리고 죽이는가

현미밥채식이 고혈압 치료의 핵심이다	160
동물성 식품이 고혈압의 주범이다	166
생선이 좋다는 말은 헛소문이다	170
식물성 식품은 강력한 고혈압 치료제다	175

짠 음식은 고혈압 치료의 걸림돌이다 　　　　　　　**181**
커피를 비롯한 카페인 식품을 멀리하라 　　　　　　**190**
살을 빼야 고혈압을 치료할 수 있다 　　　　　　　　**193**
술은 과도하게 혈압을 올리고 내린다 　　　　　　　**195**
가벼운 운동을 꾸준히 하라 　　　　　　　　　　　　**198**
잠을 충분히 자야 고혈압을 잡을 수 있다 　　　　　　**202**
스트레스는 혈압을 올리는 주범이다 　　　　　　　　**206**
흡연은 피를 끈끈하게 한다 　　　　　　　　　　　　**210**

4 / 고혈압과 약물치료

고혈압은 약으로 못 고친다 　　　　　　　　　　　　**214**
베타차단제가 혈액부족을 부른다 　　　　　　　　　**220**
이뇨제는 끈끈한 피를 굳게 한다 　　　　　　　　　**223**
혈관확장제는 땜질식 혈압치료제다 　　　　　　　　**228**
강압제를 꼭 써야 하는 때는 언제인가 　　　　　　　**235**
강압제는 득보다 실이 훨씬 더 크다 　　　　　　　　**242**
혈압을 내리려면 콜레스테롤을 다스려라 　　　　　　**251**

5 / 고혈압이 장기에 미치는 영향

고혈압은 심장을 지치게 한다	**256**
뇌에 피가 부족하면 혈압이 올라간다	**260**
콩팥에 피가 부족하면 혈압이 올라간다	**263**
고혈압과 당뇨병은 형제와도 같다	**270**
강압제는 발기장애를 악화시킨다	**273**
고혈압성 망막증의 진짜 원인은 무엇인가	**275**
고혈압에 관한 헛소문을 경계하라	**278**
습관을 바꾸면 약을 먹을 필요가 없다	**283**
맺음말	**287**

1
고혈압이란 무엇인가

고혈압이 당신의 목숨을 노린다

고혈압은 '침묵의 살인자' 혹은 '조용한 살인자'라고 부를 만큼 소리 없이 찾아와서 목숨을 노린다. 자기도 모르는 새에 서서히 악화되고 있어도 겉으로 드러나는 증상이 별로 없기 때문에 환자 스스로 잘 인식하지 못하는 경우가 대부분이다. 그러나 어느 질병 못지않게 치명적인 결과로 끝을 맺게 되는 것이 고혈압이다. 따라서 늘 경각심을 가지고 적극적으로 찾아내야 하는 심각한 증상임을 명심해야 한다.

갈수록 늘어가는 혈관 관련 사망자 수

해마다 혈관 관련 사망자 수가 늘어가고 있으며 이제는 암을 앞지를 정도로 많아졌다. 2005년 한 해 동안 암으로 사망한 사람의 수가 66,228명이었던 반면 혈관과 관련 있는 병인 고혈압성 질환, 허혈성 심장질환

및 기타 심장질환, 뇌혈관 질환, 동맥경화증, 순환기계통 질환으로 인한 사망자 수가 56,287명이었다. 뿐만 아니라 당뇨병으로 인한 사망자 수가 11,802명, 치매로 인한 사망자 수가 1,125명, 파킨슨병으로 인한 사망자 수가 1,188명에 달했다. 당뇨병으로 인한 사망원인의 대부분이 동맥경화증이므로 이것 역시 혈관 관련 사인으로 보아야 하며, 치매와 파킨슨병 역시 뇌에 혈액공급이 만성적으로 부족하여 발생하는 병이기 때문에 혈관과 관련이 있다고 보아야 한다.

이상의 사망자 수를 합치면 혈관과 관련되어 사망한 사람이 모두 70,402명이나 된다. 모든 종류의 악성종양으로 사망한 사람보다 더 많은 수의 사람이 혈관 관련 질환으로 사망하는 셈이다. 사정이 이러함에도 불구하고 혈관 관련 질환을 퇴치하기 위한 노력은 암을 퇴치하기 위한 노력에 훨씬 못 미치는 것이 현실이다.

고혈압은 얼마든지 예방이 가능하다

먹는 것만 조심하면 고혈압을 비롯한 대부분의 혈관 관련 질병은 상당 부분 예방이 가능하고 치료도 가능하다. 따라서 운명적으로 당할 수밖에 없는 병이 아니라 얼마든지 피할 수 있는 병이라는 생각으로 늘 체크하고 관심을 기울여야 한다.

고혈압은 가정과 사회에 심각한 부담을 안겨주는 병이기도 하다. 고혈압을 비롯한 혈관 관련 질병은 심각한 장애를 초래하는 경우가 많아서 오랫동안 환자 자신뿐만 아니라 그가 속한 가정과 사회에까지 피해를 끼친다. 의료비를 비롯한 경제적 손실은 물론이고 후유증으로 인한 가정파탄 등 엄청난 문제를 야기한다. 전염병에 걸리면 죽거나 후유증 없이 회복되거나 둘 중 하나로 끝을 맺지만 고혈압을 비롯한 혈관 관련 질병은 삶의 질을 심각하게 떨어뜨리는 후유증을 남기는 경우가 많다는 점을 명심해야 한다.

수도에서 배우는 지혜

  누구나 수도꼭지에 호스를 연결해서 통에 물을 받거나 마당이나 꽃밭에 물을 뿌려본 경험이 있을 것이다. 수도꼭지에 고무호스를 연결해 놓고 물을 적당하게 틀어놓으면, 호스를 그냥 두었을 때나 호스 끝을 손가락으로 살짝 눌러 좁혀주었을 때나 물통에 모아지는 물의 양이 동일하다. 호스 끝을 살짝 누르면 물줄기가 가늘어지는 대신 호스 끝을 빠져나오는 물의 속도가 빨라지는데, 이때 호스를 만져보면 내부의 압력이 올라가서 단단해져 있는 것을 발견하게 된다. 그런데 호스 끝을 그보다 더 좁히게 되면 수도꼭지와 연결된 부분이 빠져버리기도 하고 낡은 호스의 경우에는 호스 자체가 터지기도 한다. 호스가 좁아지면서 호스 안의 압력이 올라가기 때문이다.

  호스를 이용해 마당에 물을 뿌려 본 경험도 있을 것이다. 물을 멀리 뿌리고 싶으면 호스 끝을 많이 좁혀서 호스 안의 압력이 올라가게 해야 한다. 그러면 높은 압력 때문에 물살이 세지고 멀리까지 물이 날아가게 된다. 반대로 가까이 뿌리고 싶으면 호스 끝을 살짝만 좁혀주면 된다.

호스의 끝이 아니라 중간 어디쯤을 눌러서 호스를 좁혀준다고 가정해 보자. 좁아진 위치를 기준으로 수도꼭지 방향의 호스는 압력이 높아져서 팽팽해지는 반면 반대쪽의 호스는 압력이 낮아져서 말랑말랑해진다. 이때 호스가 빠지거나 터지는 것이 염려되어 호스 중간을 누른 상태로 수도꼭지를 살짝 잠그면 어떻게 될까? 팽팽하던 호스가 누그러들면서 빠지거나 터질 염려가 줄어들지만 호스 끝을 통과하는 물의 양 또한 함께 줄어들 것이 분명하다. 호스 중간을 누르지 않았을 때 한 시간 만에 한 통의 물을 받을 수 있다면, 호스 중간을 좁게 만든 뒤에 수도꼭지를 반쯤 잠가버리면 같은 시간에 반 통 정도밖에 채울 수 없게 된다. 호스 중간이 좁아진 상태로 한 시간에 한 통의 물을 채우기 위해서는 수돗물이 더 많이 나오도록 꼭지를 열어야 하고, 그러면 호스 안의 압력이 올라가서 호스가 빠지거나 터지는 것을 염려해야 한다.

고혈압의 발생과 치료의 원리도 이와 같다. 혈관이 좁아지면 압력이 올라가고 좁아진 혈관을 다시 정상으로 되돌리면 혈압이 내려간다.

고혈압 치료를 위해 반드시 이해해야 할 사실

첫째, 장기는 일정한 양의 혈액을 공급받아야 한다. 특히 뇌와 콩팥은 어떤 일이 있어도 공급받는 혈액의 양이 일정하게 유지되어야 한다. 앞서 예로 든 수도의 경우, 어떤 일이 있어도 한 시간에 한 통의 물을 받아야 한다면 호스 중간이 좁아져 압력이 올라가더라도 수도꼭지를 잠그지 말아야 하는 것과 같은 이치다. 뇌나 콩팥에 유입되는 혈관이 좁아져서 혈관내의 압력이 상승하더라도 인위적으로 압력을 낮춰서는 안 된다.

둘째, 혈관이 좁아지면 혈압이 올라간다. 호스가 좁아지면 좁아진 부분을 기준으로 수도꼭지 쪽 호스 안의 압력이 올라가는 것과 마찬가지로, 혈관이 좁아지면 그 부분에서 심장 쪽(상류)의 혈압이 올라간다. 반면, 좁아진 혈관에서 장기 쪽(하류)의 혈압은 오히려 내려간다. 마치 호스 중간이 좁아졌을 때 수도꼭지 반대쪽 호스의 압력이 내려가는 것과 같은 이치다.

셋째, 혈압이 올라가면 혈관이 터지는 수가 있다. 혈관이 좁아지면 상류 즉, 심장 쪽의 혈압이 높아지는데, 정도가 심할 경우에는 혈관이 압력을 견디지 못하고 파열되기도 한다.

넷째, 혈압을 내려버리면 장기에 혈액공급이 부족해진다. 호스가 터질지도 모른다는 걱정 때문에 수도꼭지를 조금 잠가버리면 물통에 받는 물의 양이 줄어들게 된다. 마찬가지로 혈관이 좁아져 있을 때 혈압을 내려버리면 장기에 필요한 혈액을 제대로 공급하지 못하게 된다.

고혈압은 치명적이고 치료가 어렵다

고혈압에는 몇 가지 주요한 특징이 있다. 이는 고혈압에만 나타나는 고유한 특성이라기보다 생활습관이 잘못되어 발병하는 대다수의 생활습관병이 가지고 있는 공통적인 특징이라고 볼 수 있다. 이 특징을 제대로 이해하지 못하면 고혈압을 효과적으로 치료하거나 예방할 수 없기 때문에 누구나 반드시 이 특징들을 기억해 두어야 한다.

대단히 흔한 병이다

우리나라에서 고혈압을 갖고 있는 인구비율(유병률)은 어느 정도나 될까? 조사하는 기관마다 조금씩 차이가 있긴 있지만, 대단히 많다는 점과 꾸준히 늘어가고 있다는 점만큼은 어느 조사에서나 일치한다. 지금까지 발표된 조사내용들을 종합적으로 살펴보면 대략 30세 이상 인구의 약 30% 정도가 고혈압인 것으로 드러나 있다. 이 비율은 나이가 많아질수록 증가해서 60세 이상 인구에서는 약 50%가 고혈압인 것으로 조사되고 있다. 뿐만 아니라 고혈압이라고 할 정도까지는 아니지만 장차 고혈압이 될 가능성이 높은 '고혈압 전 단계'에 속한 사람까지 합하면 그 수가 훨씬 더 많아진다.

근래에 들어서는 일반적으로 고혈압을 염려할 시기가 아닌 젊은 연령층에서도 꽤 많은 사람들이 고혈압 증세를 보이고 있고, 심각성 또한 나날이 더해가고 있다.

모르고 있는 경우가 많다

고혈압은 증세를 나타내는 사람들의 수가 많다는 것뿐만 아니라 스스로 고혈압이라는 사실을 인지하지 못하는 사람들이 많다는 데에 더 큰 심각성이 있다. 지금까지 알려진 바로는 고혈압 환자의 절반 정도가 자신이 고혈압이라는 사실을 알지 못하고 있으며, 자신이 고혈압이라는 사실을 알고 있는 사람 중에서도 적절하게 치료를 받고 있는 사람은 절반 정도에 불과하다고 한다. 그도 그럴 것이 일상적으로는 특별한 증상을 보이지 않기 때문에 모르고 지내거나 치료를 받지 않는 사람이 많을 수밖에 없다. 거기에 더해 자신의 혈압 수치까지 자세히 알고 있는 사람의 수는 그보다 더 적다. 혈압 수치는 자신이 얼마나 건강한지를 알아보는 척도 중에서 중요한 부분을 차지하기 때문에 반드시 알고 있어야 한다. 고혈압 환자의 상당수는 합병증이 생겨서 병원을 찾은 뒤에야 자신에게 고혈압이 있다는 사실을 처음 알게 되곤 한다. 상황이 이럴 정도로 자신의 혈압 수치를 모르고 지내는 사람들이 많은 것이 현실이다.

증상이 없다

고혈압은 치명적인 질병을 동반하는 경우가 많음에도 불구하고 자체 증상은 거의 없다고 해도 될 만큼 눈에 띄지 않는다. 이런 이유로 고혈압을 '침묵의 살인자'라고 부른다. 아무런 공격 징후 없이 어느 날 갑자기 생명을 앗아가기 때문이다.

고혈압을 가진 사람들 중에 머리가 아프다, 목이 뻐근하다, 가슴이 답답하다, 숨이 차다, 몸이 붓는다, 어지럽다는 등의 증상을 호소하는 경우가 있다. 이런 증상은 고혈압 때문에 생기는 것이 아니라 고혈압을 일으키는 원인 질환인 동맥경화증이나 기타 고혈압을 일으킬 수 있는 여러 가지 나쁜 생활습관 때문에 나타난다. 따라서 이런 증상이 있다고 해서 고혈압이라고 진단하거나 증상이 없다는 이유로 고혈압이 아니라고 속단해서는 안 된다. 고혈압 여부는 혈압기로 측정해보기 전까지는 알 수가 없다. 고혈압이 있는 사람이 어느 날 위와 같은 증상을 느끼게 되었다면 이미 합병증이 생긴 것은 아닌지 의심해 보아야 한다.

아주 서서히 진행된다

고혈압은 잠복기가 길다. 어느 날 갑자기 생기는 게 아니라 여러 해

동안 아주 서서히 소리 없이 생기고 악화된다. 어릴 때부터 고혈압의 싹이 자라나기 시작하여 수십 년간 조금씩 악화되다가 중년으로 접어들었을 때 비로소 겉으로 드러나는 것이 보통이다. 가랑비에 옷 젖는다는 속담을 익히 잘 알고 있을 것이다. 부슬부슬 안개처럼 내려서 의식하지 못하는 것일 뿐 이미 옷은 천천히 젖어들고 있다는 의미이다. 비를 맞고 있다는 사실을 눈치 채지 못하고 있으니 나중에 옷이 흠뻑 젖을 수 있다는 걸 미리 알 수 있겠는가?

고혈압도 마찬가지다. 서서히 생겨서 악화되어가는 줄을 모르고 지내다가 어느 날 갑자기 고혈압이라는 판정을 받고 난 후에야 당황하며 고민에 빠진다. 심한 경우에는 고혈압 관련 질병으로 돌이킬 수 없는 해를 입기도 한다. 이러한 점을 잘 유념해서 어릴 때부터 고혈압을 예방하는 생활이 몸에 배도록 습관을 들여야 한다.

치명적인 병과 동반된다

고혈압은 치명적인 질병과 함께 나타나는 경우가 대부분이다. 특히 뇌혈관병(중풍), 심장혈관병(협심증, 심근경색증), 치매, 파킨슨병, 신부전증, 망막증 등과 함께 동반되는 경우가 많다. 이런 병들은 생명을 앗아가거나 회복할 수 없는 후유증과 함께 심한 고통을 안겨주는 병들인데, 대부분 고혈압이 발생하고 나서 상당한 시차를 두고 뒤따라 발생하기 때문에 고혈압이 이런 병들을 일으키는 원인이라고 오해하는 경우가 많다. 그러나 이 병들의 원인은 고혈압이 아니라 동맥경화증이다. 동맥경화증으로 인해 고혈압이 나타나고, 그 뒤에 이 병들이 나타나기 때문에 이 같은 오해가 생기게 되었다. 소 잃고 외양간 고치는 어리석은 사람이 되지 않으려면 고혈압이 이런 무서운 병들과 관계가 있다는 점을 잘 이해하고 조심해야 한다.

치료가 쉽지 않다

고혈압을 치료하기 위해서는 약물복용, 생활습관개선, 운동이 필수적으로 요구된다고 알려져 있다. 이론상으로는 이 세 가지 방법을 겸하면 혈압을 내리기가 그리 어렵지 않아 보인다. 이중에서도 사람들이 특히 중요하게 생각하는 것이 약물인데, 혈압을 간단하게 내리는 방법은 약물밖에 없다는 생각을 하기 때문이다. 그런데 이 약물이라는 것이 영구적인 해결책이 되지 못하고 기껏해야 약효가 하루를 넘지 못한다. 이런 이유로 고혈압은 한 번 발병하면 평생 몸에 지니고 살 수밖에 없는 병이라고 알려져 있으며 일단 약을 먹기 시작하면 끊을 수 없는 것으로도 소문이 나 있다. 이처럼 고혈압은 한 번 시작되면 치료가 몹시 어렵다는 점을 잘 이해해서 미리미리 조심하고 예방하는 슬기가 있어야 한다.

가족적 발병 양상을 보인다

혈연관계에 있는 사람 중에 고혈압 환자가 있을 경우, 다른 가족들 역시 고혈압이 발생할 가능성이 매우 크다. 여기에는 분명 유전적인 이유도 있겠지만, 그보다 더 중요한 것은 고혈압을 만드는 습관을 가족들이 공유하고 있다는 점이다. 부부는 병도 닮는다는 말이 있는데, 그만큼 습관이 중요하다는 얘기다. 고혈압의 이 같은 특성을 잘 이해하여 미리 예방하고 치료하기 위해서는 환자 자신뿐만 아니라 그가 속한 가족의 생활습관까지 잘 살피고 관심을 가져야 한다.

이상에서 살펴본 것과 같은 고혈압의 여러 특징들을 잘 이해하고 자신의 상황과 생활습관을 늘 점검해야 한다. 그러지 않으면 사실상 고혈압을 예방하고 치료하기가 불가능하다는 점을 늘 명심해야 할 것이다.

나쁜 습관이 고혈압을 부른다

고혈압은 왜 생기는가? 이 질문은 매우 중요하다. 모든 문제가 그렇듯이 원인을 정확하게 알면 문제 해결의 실마리가 보이기 때문이다. 지금까지 고혈압은 대표적인 성인병이었다. 젊어서는 잘 생기지 않지만 나이가 많아지면서 발생 빈도가 증가하는 병이기 때문에 나이를 고혈압 발생의 주요 원인 중 하나로 생각했다. 그러나 나이가 많아도 고혈압이 없는 사람이 많고, 젊지만 이미 고혈압이 생긴 사람들도 많은 현상을 보면서 고혈압이 꼭 나이 때문에 생기는 병은 아니라는 것을 알게 되었다.

그렇다면 고혈압을 일으키는 주요 원인은 무엇일까? 바로 몸에 해로운 생활습관이다. 고혈압은 나쁜 생활습관 때문에 생기는 대표적인 질병이다. 먹고 마시고 피우고 잠자고 움직이고 남을 대하는 방식 등이 바람직하지 않을 때 고혈압은 생기게 되어 있다. 이 중에서도 특히 식생활 습관이 고혈압 발생에 결정적인 영향을 미친다.

고혈압을 식습관의 병으로 보는 근거

고혈압은 동맥경화증을 일으키는 음식을 먹을 때 쉽게 발생하며, 반대로 동맥경화증의 원인이 되는 성분이 들어 있는 음식을 먹지 않으면 좀처럼 생기지 않는다. 고혈압 증상이 있는 사람이 그 원인이 되는 음식의 섭취를 삼가면 혈압이 차차 내려가게 된다.

① 같은 식성을 가진 사람에게 흔히 발생한다

고혈압은 가족적 성향이 있는 질병이다. 부모가 고혈압이면 자녀들도 고혈압이 될 가능성이 높다. 고혈압은 식구(食口) 즉, 한솥밥을 먹는 사람들 사이에 발생하는 경우가 흔하다.

자녀들은 부모의 식성에 절대적으로 영향을 받는다. 어릴 때부터 어머니가 해 주는 밥을 먹고 자라면서 자연스럽게 부모의 식성을 닮아가기 때문이다. 따라서 만약 부모에게 고혈압을 일으키기 쉬운 식습관이 있으면 자녀들 역시 고혈압이 될 가능성이 크다. 물론 유전적인 요인으로 인한 고혈압도 있기는 하지만 가족들끼리 공유하고 있는 나쁜 식생활 습관 때문인 경우가 훨씬 더 많다.

② 잘 사는 나라에 많이 발생한다

고혈압은 경제적인 형편이 괜찮은 나라에 많이 발생하는 반면 어렵게 사는 나라에는 그다지 많이 발생하지 않는다. 일반적으로 형편이 좋다는 말은 동물성 식품을 많이 먹는다는 말과 다르지 않고 못 산다는 말은 동물성 식품을 먹을 기회가 적다는 말로 통한다. 무엇을 먹느냐에 따라서 고혈압이 잘 생기기도 하고 그렇지 않기도 하다는 말이다. 대체적으로 경제적으로 윤택한 나라에서 동물성 식품 섭취가 많고 고혈압 환자 수도 많다. 이런 사실로 미루어 볼 때, 고혈압은 식습관의 병이라 할 수 있다. 식습관이 고혈압 발생의 유일한 인자는 아니지만 가장 중요한 인자임에는 의심의 여지가 없다.

어떤 식습관이 고혈압을 만드는가
고혈압을 만드는 식습관에는 어떤 것들이 있을까? 고혈압으로 고생하는 사람들을 살펴보면 몇 가지 공통적인 식습관을 발견할 수 있는데, 대표적으로 다음과 같은 것들이 있다.

① 동물성 식품을 즐겨 먹는다
고기·생선·계란·우유와 같은 동물성 식품을 자주 먹으면 고혈압이 잘 생긴다. 동물성 식품을 일체 먹지 않는 사람들 중에 고혈압 증세를 나타내는 사람은 드물다. 동물성 식품에는 콜레스테롤과 중성지방이 많이 들어 있는데, 이것이 원인이 되어 동맥경화증이 나타나는 경우가 많다. 고혈압을 만드는 대표적인 원인이 동맥경화증이고, 동맥경화증을 만드는 가장 중요하고 흔한 원인이 바로 동물성 식품을 즐겨 먹는 습관이다. 고혈압이 있는 사람이 일체의 동물성 식품을 먹지 않으면 얼마 지나지 않아 혈압이 내려가기 시작한다.

② 많이 먹는다

비만은 고혈압의 중요한 이유 중 하나다. 적정 체중을 얼마나 벗어났느냐에 따라 고혈압의 위험성도 비례해서 증가한다. 자신이 많이 먹고 있는지 아닌지는 음식의 양으로 판단하는 것이 아니라 몸무게가 어떠한지로 판단해야 한다. 아무리 적게 먹는다고 생각해도 몸무게가 많이 나간다면 과식하고 있는 것이라고 보아야 한다.

③ 채소와 과일을 먹지 않는다

일반적으로 동물성 식품과 가공식품은 고칼로리 식품이고 가공하지 않은 식물성 식품은 저칼로리 식품이다. 대부분의 채소와 과일은 칼로리가 낮고 섬유질이 풍부하고 미네랄과 비타민이 충분히 들어 있으므로 고혈압을 예방하기에 아주 좋은 식품이다.

④ 짜게 먹는다

염분이 많은 식품을 즐겨 먹으면 고혈압이 생길 가능성이 높아진다. 우리나라에 고혈압 환자 수가 많은 이유 중 하나가 김치, 된장, 고추장, 간장, 젓갈 등과 같은 염장식품과 발효식품을 즐겨 먹기 때문이다. 음식을 보관하기 힘든 옛날에는 어쩔 수 없이 염장하는 방법을 택해야 했지만 이제 사시사철 채소를 쉽게 구할 수 있게 되었으니 더 이상 이 같은 음식문화를 고집할 이유가 없다.

식생활습관의 특징

고혈압이 식생활습관 때문에 생기는 병이라는 점을 살펴보았는데 고혈압을 예방하고 치료하기 위해서는 식생활습관의 특징을 잘 이해하는 것이 무엇보다 중요하다.

① 몸에 해로운 음식을 더 좋아한다

누가 가르쳐 주지 않아도 사람은 몸에 해로운 음식을 좋아하고 유익한 것은 싫어하는 생래적인 경향을 갖고 있는 것 같다. 민족에도 차이가 없고 연령이나 성별에도 차이가 없다. 그래서 몸에 해로운 것이 입에 더 당긴다는 말이 생겨났는지도 모르겠다. 그냥 가만 두면 누구나 몸에 해로운 음식을 더 찾게 되어 있기 때문에 이를 적극적으로 억제하고 몸에 유익한 음식을 먹는 습관을 들이지 않으면 안 된다.

② 쉽게 고쳐지지 않는다

몸에 좋은 음식을 좋아하는 습관을 들이기 위해서는 어릴 때부터 꾸준한 노력이 필요하다. 몸에 나쁜 습관에 익숙해지면 좀처럼 고치기가 힘들다. 세 살 버릇 여든까지 간다는 말처럼 한 번 몸에 밴 식습관은 죽는 날까지 영향을 미친다.

한 번 굳어지면 좀처럼 바뀌지 않는 이 같은 특성이 항상 부정적인 것만은 아니다. 몸에 좋은 습관이 생기면 그 습관을 유지하는 것도 그만큼 용이하기 때문이다.

③ 태어나면서부터 형성되기 시작한다

입맛은 젖을 먹기 시작하는 순간부터 서서히 자리를 잡기 시작한다. 마치 백지에 그림을 그리는 것과도 같다. 밑그림에 따라 그림 전체가 결정되는 것과 마찬가지로, 젖먹이의 식성은 평생을 결정할 만큼 중요하다. 이런 이유 때문에 우유가 아닌 모유를 먹이는 것이 중요하고, 어떤 이유식을 먹일 것인가 하는 문제가 중요한 이유도 여기에 있다.

④ 금단현상이 있다

식습관에는 금단증상과 유사한 현상이 있다. 금단증상은 술, 담배, 커피, 마약 같은 것에만 있는 것으로 생각하기 쉬우나 정도는 약하지만 식습관에도 그와 비슷한 금단증상이 있다. 오랫동안 즐겨 먹던 것을 한동안 먹지 못하면 먹고 싶은 강한 욕구가 생긴다. 평소에 자주 고기를 먹던 사람이 며칠간 고기를 못 먹으면 먹고 싶어 못 견디는 경우가 흔히 있고, 고기반찬이 없으면 밥을 못 먹을 정도로 입맛이 없어지는 사람들도 있다. 또 평소에 짜게 먹던 사람은 싱거운 음식이 목에 넘어가지 않는다고 불평을 하기도 한다.

식습관이 운명을 좌우한다

대수롭지 않게 보이는 식습관이 사실은 운명을 결정할 정도로 건강에 큰 영향을 미친다. 나쁜 식습관이 치명적인 질병을 만들고 결과적으로 삶의 질을 심각하게 저해할 뿐만 아니라 수명을 단축시킨다. 낙숫물이 댓돌을 뚫는다는 속담이 있다. 당장은 미미해 보이는 식습관이 오랜 세월 반복되다 보면 결국에는 엄청난 결과가 되어 돌아온다. 그 사람의 식생활습관을 보면 고혈압을 비롯한 많은 병을 예측할 수 있고 수명을 미리 셈할 수도 있다.

진짜 문제는 고혈압이 아니다

의학에는 여러 용어들이 사용된다. 그 중에는 누구나 알고 있는 병(病)이라는 말과 증상(症狀)이라는 말이 있다. 이 둘을 구분하기 위해 사전적 의미를 살펴보아도 차이를 발견하기는 여전히 힘들다. 의학적으로도 이 둘을 명확하게 구분하지 못하고 섞어서 사용하고 있는 실정이다. 서로 혼용되기도 하고 병이라고 생각했던 것이 증상으로 판명되기도 한다. 병과 증상을 명확하게 구분할 수 있는 것도 있지만 그렇지 않은 것들도 많다.

일반적으로는 병이 있으면 증상이 생기는 것으로 이해되고 있다. 병은 원인이요 증상은 결과인 셈이다. 병이 없어지면 증상도 사라진다. 증상은 병이 난 것을 알려줄 뿐만 아니라 병을 낫게 해주는 역할까지 한다. 그러므로 병은 없애버려야 할 대상이고 증상은 그럴 대상이 아니다. 증상은 함부로 억제하는 것이 아니다.

예를 들어 보자. 감기에 걸리면 열이 오르고 기침이 나고 콧물이 흐르고 근육통이 생긴다. 바이러스가 침입하여 감기라는 병이 생겼고 그 결과로 열을 비롯한 증상이 나타났다. 열은 바이러스의 활동을 억제한다. 기침은 기관지에 침입해 들어온 바이러스를 밖으로 쫓아내는 역할을 한다. 콧물은 콧속에 있는 바이러스를 씻어내는 기능을 한다. 근육통이 생기면 활동이 억제되고 따라서 안정을 취할 수밖에 없게 만들어 감기에서 회복되는 것을 도와준다. 만약 해열제를 써서 열을 내려버리고, 기침을 억제하고 콧물을 말라붙게 하는 약을 복용하고, 근육통을 못 느끼게 하는 약을 써서 안정하지 않아도 되는 것처럼 만들어 버리면 병의 회복이 지연된다. 감기 바이러스를 직접 죽이는 약이 있다면 그것을 쓰면 모든 것이 한꺼번에 해결되겠지만 아직까지 그런 약은 없다.

병과 증상을 구분하기란 쉽지 않다. 그러나 반드시 구별해야 한다. 증상은 병이 있을 때 이를 회복시키기 위해서 몸이 나타내는 생리적인 현상이다. 증상은 몸에 유익하다. 따라서 증상을 인위적으로 억제하면 오히려 몸에 해가 된다. 증상은 병이 회복되면 자연스럽게 사라져버린다.

고혈압은 병이 아니다

고혈압이 인체에 치명적인 문제를 야기하는 무서운 병이라는 것은 상식에 속하는데 고혈압이 병이 아니라니 무슨 뚱딴지같은 소리인가? 혈압이 적정 수준을 벗어나서 높아지는 것은 분명히 비정상이며 필요한 조치를 취하여 정상으로 되돌아오게 해야 한다. 그러나 고혈압은 병이 아니라 증상이다.

고혈압을 병이 아닌 증상으로 취급해야 한다는 주장을 뒷받침하는 예를 하나 들어 보자. 몸에 세균이 침입하면 열이 난다. 이때 해열제를 쓰면 열은 내려가지만 병 치료에는 도움이 되기는커녕 오히려 해가 된다. 열이 있음으로 해서 세균의 활동이 억제되고 몸의 방어능력이 증가한다. 또한 세균이 침입했음을 알려줌으로써 필요한 조치를 취하게 만들어 병으로부터 회복되는데 도움을 준다. 세균에 감염된 것은 병이고 열이 나는 것은 증상이다. 병은 치료하되 증상은 억제하지 말아야 한다. 세균을 죽이는 약을 투여하면 열이 나는 증상은 저절로 없어진다. 세균을 물리치는 약은 쓰지 않고 해열제만 사용하거나 두 가지 약을 동시에 쓰는 것은 올바른 방법이 아니다. 이런 이유 때문에 사려 깊은 의사들은 함부로 해열제를 사용하지 않는다. 마찬가지로 고혈압은 열에 해당하는 것이지 세균감염에 해당하는 것이 아니다.

고혈압이라는 증상을 만드는 병은 무엇인가

고혈압은 뇌와 콩팥에 혈액공급이 모자란다는 신호다. 혈압이 올라가면 혈액을 필요한 만큼 많이 보내어 부족한 것을 메워주는 긍정적인 결과가 나타난다. 따라서 겉으로 나타난 현상을 억제하는데 초점을 맞출 것이 아니라 고혈압이라는 현상을 일으키는 원인을 없애줌으로써 고혈압이 자연스럽게 물러가게 해야 한다. 즉 혈액공급이 부족해지는 원인을 찾아서 문제를 해결해 주어야 한다. 대개 혈액공급이 부족해지는 이유는 혈관이 좁아졌기 때문이다. 즉 동맥경화증이라는 병 때문에 고혈압이라는 증상이 생기는 것이다.

왜 이 문제가 중요한가

고혈압이 병과 증상 중 어디에 속하는가 하는 물음은 매우 중요하다. 어떤 대답을 하느냐에 따라서 취해야 할 태도가 완전히 달라지기 때문이다. 만약 병이라고 규정한다면 침입한 세균들을 제거하기 위해 노력하는 것과 마찬가지로 모든 수단을 동원하여 혈압을 낮추어야 할 것이다. 그렇지 않고 증상이라고 본다면 오히려 몸에 유익하다는 인식을 하게 되고 증상을 없애는 데에 초점을 맞추지는 않을 것이다. 그보다는 병을 치료함으로써 자연스럽게 증상이 사라지도록 노력하게 될 것이다.

만약 원인을 치료하지 않고 혈압이 올라간 증상만 억제하게 되면 몸에 해로운 결과를 초래한다. 혈압이 높아서 그나마 유지되던 혈액공급이 압력을 낮춰버림에 따라 현저히 줄어들기 때문이다.

혈압이 올라가야 하는 원리에 따라 몸이 그렇게 반응하는 것이 고혈압인데, 인위적으로 혈압을 내려버리면 혈액을 충분히 공급받지 못하게 된 장기가 위험에 처하게 된다. 이로 인해 장기에 혈액을 공급하려는 몸의 반응과 증상을 억제하려는 인위적인 노력 사이에 끝없는 싸움이 벌어지게 된다. 그래서 '고혈압 약은 한 번 먹기 시작하면 평생 먹어야 한다' 는 말이 상식이 되어 버렸다. 다시 한 번 강조하지만 고혈압은 병이 아니라 증상이다.

경보음을 성가시게 생각하지 말라

화재가 발생하면 경보음이 울려댄다. 이때 현명한 사람은 어디에 불이 났는지를 확인하려고 한다. 경보기를 끄기 전에 불 끄는 일을 먼저 한다. 불을 끄고 나면 경보음은 자연스럽게 멎게 된다는 사실을 잘 알고 있기 때문이다. 불은 그냥 놓아둔 채 경보기만 끄게 되면 돌아서자마자 다시 경보음이 울린다. 그러는 사이에 집은 다 타버리고 만다.

혈압이 높아졌다는 것은 몸의 중요한 부분에 혈액공급이 부족하다는 경보음과도 같다. 몸에 대해서 올바르게 이해하고 있는 사람이라면 압력을 내리는 조치를 취하기 전에 혈압이 올라가도록 만든 동맥경화증을 없애는 일에 먼저 손을 쓸 것이다. 동맥경화증을 해결하지 않고 압력을 내리는 조치만 취해서는 아무 소용이 없다. 조치를 취하고 돌아서자마자 다시 혈압이 올라가기 때문이다. 이런 이유 때문에 고혈압 약을 매일 먹지 않으면 곧바로 다시 혈압이 올라간다. 경보기가 큰 불을 예방해주는 장치인 것처럼 고혈압은 몸을 위한 안전장치다.

나이가 들면 혈압이 오르는 것이 당연한가

고혈압 증세를 나타내는 비율(유병률)은 나이가 많아짐에 따라 증가한다. 현재 우리나라의 경우 30세 이상의 연령에서 고혈압 유병률이 약 30% 정도이며, 나이가 많아지면서 비율이 점점 증가하여 60세 이상에서는 50% 정도로 높아진다. 30세 이전에는 물론 훨씬 낮다. 연령이 높아지면서 고혈압 유병률이 높아지는 것은 우리나라뿐만 아니라 전 세계의 공통된 현상이다.

20여 년 전만 해도 나이가 많아지면서 올라가는 혈압은 병이 아니라 자연스러운 현상이라고 생각하기도 했다. 노인의 심하지 않은 고혈압은 병적인 것이 아니라 생리적인 현상이라고 본 것이다. 수축기 혈압의 경우 자신의 나이에 100을 더한 수치까지는 정상이라는 말이 있을 정도였다. 60세에는 수축기 혈압이 160까지는 괜찮다는 의미이다. 혈압이 올라가는 것은 분명히 비정상이지만 거의 모든 사람이 이런 현상을 보이니까 '이걸 과연 병이라고 할 수 있는가' 하고 의심하게 되었고, 결국 병이 아니라고 하자고 서로 동의하게 되었다. 그러나 고혈압을 가진 노인들이 여러 가지 치명적인 질병으로 희생되는 결과를 보면서 노인의 고혈압은 생리현상이 아니라 병이라는 인식을 하게 되었다.

나이는 고혈압의 원인이 아니다

나이가 많아지면서 고혈압이 많이 발생한다는 사실만 가지고 나이를 고혈압의 원인이라고 단정해도 괜찮을까? 나이가 많아지면서 대다수 사람들의 혈압이 올라가는 것은 사실이다. 그러나 나이가 많아도 여전히 혈압이 높지 않은 사람이 많고, 반대로 나이가 어린 데도 불구하고 고혈압이 생기는 사람들도 있는 것을 보면서 나이가 고혈압의 원인이라는 믿음에 금이 가기 시작했다. 뿐만 아니라 나이가 많고 고혈압이 있는 사람이 생활습관을 획기적으로 고치면 혈압이 정상 수준까지 내려가는 경우가 많다는 점 등을 통하여 나이와 관계있는 것처럼 보이던 것이 사실은 생활습관 때문이라는 것을 알게 되었다. 그래서 성인병이라고 불렀던 고혈압을 생활습관병이라고 바꾸어 부르게 되었다.

나이 때문에 혈압이 올라가는 것처럼 보이는 이유

한 살 두 살 나이가 많아지는 동안에 나쁜 생활습관으로 만들어진 결과가 쌓이고 쌓여서 고혈압을 만들어낸다. 한 해에 한 살씩 나이를 먹는다는 것은 누구나 잘 알고 있지만, 나쁜 생활습관 때문에 한 해 두 해 몸에 좋지 않은 결과가 쌓여간다는 것은 중년 이후가 될 때까지 좀처럼 알아차리지 못한다.

식생활습관이 심하게 나빠서 아주 빠르게 동맥경화증을 만든다면 나이가 그리 많지 않아도 고혈압이 생길 것이고, 이런 경우에는 나이가 고혈압의 원인이라고 생각하지 않을 것이다. 그러나 대부분의 경우 다소 좋지 않은 생활습관 때문에 아주 서서히 진행되다가 중년 이후가 되어서야 비로소 고혈압이 나타나기 때문에 좋지 않은 생활습관이 고혈압의 원인이 되었으리라고 미처 생각지 못한다. 습관의 결과는 보이지 않고 나이가 많아졌다는 사실만 보게 되면서, 나이가 고혈압의 원인이라고 판단해버리는 것이다.

나이가 고혈압의 원인이라고 판단하는 실수를 범하게 되는 또 다른 이유를 살펴보자. 같은 시대 같은 지역에 사는 사람들은 생활양식이 비슷하다. 즉 공통적인 생활습관이 많다. 뿐만 아니라 평균적인 생각과 양식으로 사는 것이 생활의 표준이 된다. 만약 대다수 사람들이 살아가는 삶의 방식이 고혈압을 일으킬 수 있는 것이라면 그런 습관은 잘못된 것이 아니라 표준으로 인식되기 때문에 그게 잘못된 습관이라고 인식하지 못하게 된다. 잘못된 습관은 없고 나이만 많아졌는데 고혈압이 생겼다면 당연히 나이 때문이라고 생각할 수밖에 없다. 결국 문제는 몸에 해가 되는 습관을 해로운 것으로 인식하지 못하는 둔함에 있다.

고혈압의 진짜 원인은 동맥경화증

고혈압이 발생할 때쯤이면 나이도 어느 정도 많아지는 것이 보통이다. 결국 병의 원인을 찾는 사람들의 눈에 띄는 것은 나이밖에 없게 되고 결과적으로 나이 때문에 고혈압이 생기는 것으로 착각하게 된다. 그러나 나이에 가려 보이지 않는 고혈압의 진짜 원인이 따로 있는데 그게 바로 동맥경화증이다.

태어나는 순간부터 혈관은 서서히 굳어져 간다. 신생아들은 말랑말랑한 혈관을 갖고 있는 반면 노인들의 혈관은 탄력성이 많이 떨어져 있다. 이런 이유 때문에 태어나서 한 살씩 나이를 먹어감에 따라 혈압도 서서히 상승한다.

동맥경화증은 아주 어릴 때부터 서서히 발생하기 시작한다. 동맥경화증의 원인 물질이 크게 높으면 빠른 속도로 진행되고 조금 높은 정도일 때는 느린 속도로 진행되는 차이가 있을 뿐, 거의 모든 경우에 어릴 때부터 동맥경화증이 생기기 시작한다. 그러나 동맥경화증이 생긴다고 해서 곧바로 혈압이 올라가는 것은 아니며, 동맥이 꽤 좁아진 후에야 비로소 혈압이 올라가기 시작한다.

동맥경화증이 발생하는 시기와 혈압이 올라가는 시기에는 상당한 시차가 있다. 어릴 때부터 동맥경화증을 만드는 식생활습관을 가지고 있어도 혈압이 올라가는 것은 중년 이후가 되어서인 경우가 대부분이다. 왜냐하면 혈관은 상당히 여유 있게 넓은 상태로 만들어져 있어서 웬만큼 좁아지기 전까지는 평상시의 혈액공급에 별 문제가 없기 때문이다.

나이와 고혈압의 관계를 바로 알아야 하는 이유

나이를 먹는 것이 고혈압의 원인이냐 아니냐가 뭐 그리 중요하냐고 생각할지 모르나 사실은 매우 중요한 의미를 지니고 있다. 나이에 가려서 보지 못하고 있는 진짜 이유를 밝혀내는 것이 고혈압을 효과적으로 제압할 수 있는 출발이 되기 때문이다.

나이 자체가 고혈압의 원인이 된다면 이 문제는 해결할 방법이 없다. 나이를 먹지 않을 재주가 없기 때문이다. 이는 운명적인 문제이므로 아예 손을 댈 수가 없다. 그러나 만약 나이가 고혈압을 일으키는 원인이 아니라면 왜 대부분의 사람들이 늙으면 혈압이 올라가는지를 밝혀내야 한다. 나이 때문에 고혈압이 생기는 것이 아님에도 불구하고 이를 나이 탓으로 돌려버리면 고혈압의 진짜 원인을 찾으려는 노력을 포기하게 된다. 고혈압과 관련된 질병들은 대개 목숨을 좌우하는 치명적인 것들이기 때문에 삶의 질을 높이고 수명을 연장하기 위해서는 고혈압 문제를 반드시 풀고 넘어가야 한다.

나이가 많아지는 것이 고혈압의 원인이라는 주장은 사실과 다르며, 이러한 생각에 갇히다 보면 고혈압의 예방과 치료의 핵심을 놓치게 된다. 통찰력을 잃어버리고 다수 사람들의 행동을 바탕으로 판단하게 되면 자칫 돌이킬 수 없는 큰 실수로 이어질 수 있음을 명심하기 바란다.

심장·혈관·혈액이 혈압을 결정한다

혈압이 변하는 이유를 알기 위해서는 먼저 혈압에 영향을 미치는 장기와 조직의 구조와 기능에 대해 알아두어야 한다. 그럼 여기서 혈압의 변화에 직접적으로 영향을 끼치는 심장, 혈관, 혈액에 대해서 살펴보도록 하자.

심장

심장은 근육으로 이루어진 주머니 형태로 되어 있으며, 정맥으로부터 혈액을 받아들이고 동맥으로 혈액을 내보내는 펌프 역할을 한다. 심장은 1분에 70~80회를 수축하여 몸이 보유하고 있는 혈액(5리터)을 모두 뿜어낸다. 평온한 상태에서는 심장을 출발한 혈액이 1분 만에 다시 심장으로 되돌아오지만, 격렬한 활동을 할 때처럼 박동이 빨라지고 수축력이 증가할 때는 23초 만에 한 번 순환할 정도로 많은 양을 펌프질 한다.

심장의 활동은 뇌의 연수와 뇌교에 있는 혈관운동센터에서 나오는 자율신경(교감신경과 부교감신경)에 의해서 통제되기 때문에 인위적으로 조절할 수가 없다. 교감신경은 심장의 수축력과 박동을 증가시키고 부교감신경은 반대의 역할을 한다.

혈관

혈관은 구조와 기능에 차이가 나는 세 부분으로 나눌 수 있으며 각각 동맥, 정맥, 모세혈관이라고 부른다. 혈액이 진행하는 방향에 따라 '심장→동맥→모세혈관→정맥→심장' 순으로 연결되어 있다.

동맥은 벽이 두껍고 정맥은 동맥에 비해 벽이 얇다. 두께에 차이는 있지만 둘 다 혈액이 혈관 벽을 드나들지 못하도록 막혀 있다는 점은 똑같다. 반면, 모세혈관은 모기장처럼 많은 구멍이 나 있어서 혈액이 혈관과 인체조직 사이를 드나들 수 있는 구조로 되어 있다. 따라서 모세혈관의 혈압에 따라 몸에 공급되는 혈액의 양이 직접적으로 영향을 받게 된다.

① 동맥

동맥(動脈)은 말이 담고 있는 의미처럼 움직이는(動) 혈관이다. 심장이 박동하는 것과 일치하여 뛰고 있다는 것을 몸 도처에서 맥박으로 확인할 수 있다. 동맥의 벽을 이루고 있는 구조는 탄력성이 있어서 늘어났다가 줄어들기를 반복하는데, 맥박은 이 같은 수축이완작용에 의해 나타나는 현상이다.

 혈관의 탄력성이 좋을 때는 심장이 수축해서 혈액이 동맥 내로 갑자기 많이 들어와도 혈관이 확장되면서 혈액을 수용할 수 있는 공간을 만들어 혈압이 많이 올라가지 않는다. 반대로 심장이 이완될 때에는 확장된 동맥이 다시 오그라들어 혈압이 크게 내려가는 것을 방지해 준다.

 건강한 혈관은 탄력성이 매우 뛰어나다. 이러한 탄력성은 심장이 작은 힘으로도 펌프질을 할 수 있게 만들어주며 심장에서 멀리 떨어져 있는 작은 혈관에까지 필요한 만큼의 높은 압력을 유지시키면서 혈액을 통과시키는 매우 중요한 성질이다. 모세혈관은 사람의 눈으로 볼 수 없을 정도로 아주 작은 혈관인데도 불구하고 혈압이 20mmHg 정도로 유지된다. 이 정도의 압력은 탄력성이 없는 관에서는 기대할 수 없을 정도로 높은 압력이다.

 동맥은 높은 압력을 견디고 멀리까지 혈액을 보내야 하기 때문에 혈관이 두껍고 탄력성이 있다. 벽은 세 겹으로 이루어져 있으며 혈액의 내용물이 혈관 밖으로 나가지도 들어오지도 못한다. 심장에서 출발한 큰 동맥(대동맥)은 점점 가늘어져서 (중)동맥이 되고 더 작아져서 소동맥(세동맥)이 되어 모세혈관으로 이어진다. 동맥 내에 들어 있는 혈액은 전체 혈액의 약 13% 정도를 차지한다.

② 모세혈관

 '털(毛)과 같이 가늘다(細)'라는 의미대로 모세혈관은 아주 가는 혈관이다. 털은 눈으로 볼 수 있을 정도지만 모세혈관은 이보다 더 가늘어서

(지름 0.01mm) 눈에 보이지 않는다. 모세혈관의 벽은 아주 얇고(한 층으로만 구성됨) 체처럼 성긴 구조로 되어 있어서 혈액의 내용물이 혈관 밖으로 나가기도 하고 안으로 들어오기도 하는 등 물질교환이 이루어진다. 성분교환이 이루어진 혈액은 작은 정맥으로 이어진다.

모세혈관에서 혈관 벽을 사이에 두고 물질이 들어오고 나가는 것을 조금 더 상세하게 살펴보자. 모든 장기에 분포되어 있는 모세혈관에서는 영양소(포도당, 지방, 단백질 등)와 산소를 혈관 밖으로 내어주고 노폐물(최종 대사산물)과 이산화탄소를 혈관 안으로 받아들인다. 이 밖에 특수한 임무를 수행하는 장기에 있는 모세혈관에서는 이런 단순한 물질교환 이외에 부가적으로 다른 기능을 수행한다. 콩팥에서는 혈관 안에 있는 노폐물과 수분을 밖으로 내보내고(이것이 소변이다), 소장과 대장에서는 음식이 소화된 영양소와 수분을 혈관 안으로 받아들인다.

③ 정맥

정맥(靜脈)은 말 그대로 고요한(靜) 혈관이다. 동맥처럼 뛰지 않고 조용하게 혈액을 심장으로 되돌아가게 하는 역할을 한다. 정맥은 내부의 혈압이 낮기 때문에 혈관이 두껍지 않아도 되므로 피부를 통해서 검푸른 혈액 색깔이 약간 비칠 정도로 얇다. 정맥도 비록 벽이 얇기는 하나 동맥과 마찬가지로 세 층으로 이루어져 있고 물질 교환이 이루어지지는 않는다. 정맥은 전체 혈액의 약 64%를 담고 있을 정도로 혈액의 저장 역할을 하며, 필요에 따라 수축하면서 저장하고 있던 혈액을 심장으로 보낸다. 정맥도 크기에 따라 소정맥, (중)정맥, 대정맥으로 나눈다.

④ 혈관의 직경을 결정하는 신경

동맥과 정맥은 필요에 따라 수축과 이완을 반복하면서 혈압을 적절하게 유지한다. 동맥과 정맥에는 교감신경이 분포되어 있는데 혈관을 수축시키는 신경 성분은 대단히 많은 반면 혈관을 확장시키는 신경 성분은 아주 적게 분포되어 있다. 그래서 평상시에도 혈관은 어느 정도 수축되어 있는 상태로 유지된다. 혈관이 수축되면 혈압이 올라가고 혈관이 이완되면 혈압이 내려간다.

혈액

혈액은 심혈관계에 부분적으로 갇혀 있으며 혈구(혈액세포)와 혈장(액체성분)으로 구성되어 있다. 혈액 중 혈구가 45%, 혈장이 55% 정도를 차지하고 있다. 혈구는 적혈구, 백혈구, 혈소판이며 이 중 적혈구의 비율이 약 99.8%로 거의 대부분을 차지한다. 혈장은 단백질, 지방, 포도당을 비롯한 기타 성분과 순수한 수분으로 이루어져 있다. 이 중에서 순수한 수분이 혈장의 대부분을 차지하고 있으며, 전체 혈액에서 차지하는 비율은 약 절반 정도다. 혈액에서 순수 수분이 절반 정도이고, 혈구 성분의 거의 대부분이 적혈구로 구성되어 있다는 사실은 고혈압을 이해하는데 있어서 매우 중요하므로 기억해 두기 바란다.

혈압변동에 영향을 주는 요소

앞에서 심혈관계를 구성하고 있는 3가지 구성 요소인 심장, 혈관, 혈액에 대해 살펴보았다. 여기에서는 심혈관계를 구성하는 이 3가지 구성 요소들이 서로 어떻게 작용하며 혈압의 변동에 영향을 주는지 하나씩 살펴보도록 하자.

심장의 활동력에 따라 혈압이 변동한다
혈압은 심장의 수축력과 박동 수에 의해서 영향을 받는다. 심장이 강하고 빠르게 수축하여 동맥으로 혈액을 많이 내보내면 혈압이 올라가게 되고, 반대로 심장이 약하고 느리게 수축하여 혈액을 적게 내보내면 혈압이 내려가게 된다.

혈액의 양에 따라 혈압이 변동한다

혈액은 반쯤 폐쇄된 공간에 들어 있기 때문에 양이 늘어나면 혈압이 올라가고 양이 줄어들면 혈압이 내려간다. 적혈구의 수가 감소하는 것을 빈혈이라고 부르며, 이때는 혈압이 내려가게 된다. 반대로 적혈구의 수가 증가하는 것을 적혈구과다증이라고 부르는데, 이때는 혈압이 상승하게 된다.

혈액의 순수 수분이 감소하면 혈압이 내려가고 반대로 많아지면 혈압이 올라간다. 수분이 감소하는 원인으로는 물 섭취가 적은 경우, 땀을 많이 흘린 경우, 설사를 한 경우, 이뇨제를 써서 탈수가 된 경우 등이 있다. 반면 짜게 먹고 갈증이 나서 물을 많이 마시게 되면 혈액의 수분이 증가되어 혈압이 상승한다. *

혈액의 점도에 따라 혈압이 변동한다

혈액이 끈끈하면 저항이 커져서 압력을 높여 주어야만 혈액이 흘러갈 수 있고 결과적으로 혈압이 올라간다. 혈액의 점도가 증가하는 원인으로 적혈구 수가 많아지는 것을 들 수 있는데, 이는 담배를 피웠을 때 흔히 나타나는 현상이다. 또 혈장의 지방성분이 높을 때(과지혈증)에도 점성이 증가하고 결과적으로 혈압이 올라간다. 과지혈증은 동물성 식

---

* 혈장 전체의 삼투압, 즉 물을 끌어당기는 힘이 302.8mOsm/l인데 이 중에서 Na+가 143mOsm/l, Cl-이 108mOsm/l이다. 이 둘을 합치면 251mOsm/l이며, 이는 전체의 83%를 차지한다. 결국 이 두 원소가 혈액의 수분량을 결정한다고 보아도 될 정도다. 따라서 혈액 중에 소금(NaCl) 성분인 Na+와 Cl-이 많아지면, 즉 짜게 먹으면 물을 많이 끌어당기고 결과적으로 혈액의 양이 많아져 혈압이 올라간다.

품을 즐겨 먹으면 반드시 뒤따라오는 병이다.

  혈액의 점도가 증가하는 또 다른 원인으로 수분부족, 즉 탈수를 들 수 있다. 탈수는 물을 적게 마실 때 발생하기도 하지만 고혈압 약의 하나인 이뇨제(탈수제)를 사용할 때에도 생긴다. 탈수가 되면 몸은 혈압을 올리려고 하는데, 혈압을 올리려는 힘 이상으로 탈수량이 많으면 혈압이 내려가게 된다.

혈관의 크기에 따라 혈압이 변동한다

  동맥혈관이 충분히 넓으면 혈압이 내려가고 좁아지면 혈압이 올라간다. 혈관이 수축되면 혈액을 담고 있는 동맥 전체의 공간이 줄어들고 저항이 커져서 혈압이 올라가게 된다. 반대로 혈관이 확장되면 저항이 감소하여 혈압이 내려간다. 이때 혈관의 크기나 굵기는 겉모양을 말하는 것이 아니고 실제 혈액이 흘러가는 통로가 되는 안지름(내경)을 기준으로 평가하는 말이다.

  동맥은 일시적으로 좁아지기도 하고 반영구적으로 좁아져버리기도 한다. 스트레스 상황이 되면 혈관이 일시적으로 수축되어 좁아지고, 동맥경화증이 악화되면 반영구적으로 혈관이 좁아진 상태가 된다. 정맥이 수축하면 혈액을 담고 있는 공간이 좁아지면서 심장으로 혈액을 보내게 된다. 그러면 심장은 더 많은 혈액을 동맥으로 내보내게 되어 혈압이 올라가게 된다.

혈관의 탄력성에 따라 혈압이 변동한다

혈관의 탄력성이 감소하면 혈압이 상승하게 된다. 심장이 수축해서 혈액을 동맥 내로 갑자기 많이 내보낼 때 혈관이 확장되지 않아서 혈액을 받아들일 공간이 부족해지기 때문이다. 탄력성이 감소하는 원인은 동맥경화증이며 동물성 식품을 즐겨 먹을 때 뒤따라오는 결과다.

혈압은 몸의 원리에 따라 움직인다

혈압은 내외부적인 요인에 영향을 받아 압력이 오르기도 하고 떨어지기도 하는데, 자기 마음대로 올리거나 조절할 수 없고 몸이 알아서 압력을 결정한다. 그럼 지금부터 혈압이 어떤 요소들에 의해 영향을 받게 되는지 하나씩 살펴보도록 하자.

몸에서 자율적으로 작동하는 기능들

범죄수사에 이용하는 거짓말탐지기는 답변자가 거짓말을 하고 있는지의 여부를 판단하기 위해서 그 사람의 혈압, 맥박 수, 호흡 등의 생리현상을 기록하는 기계다. 이 세 가지는 답변자의 의지대로 조절할 수 있는 성질의 것이 아니어서 양심에 찔리는 상황이 되면 혈압이 올라가고 맥박 수가 증가하고 호흡이 빨라진다. 이런 현상은 그럴 필요가 있을 때 몸이 자율적으로 나타내는 반응으로, 몸의 주인이 스스로 통제할 수 있는 것이 아니다.

긴장하거나 놀라거나 화가 나면 가슴이 두근거리고 손에 땀이 나고 입에 침이 마른다. 음식을 보거나 냄새를 맡으면 입에 군침이 돌고 배에서 창자가 움직이는 소리가 난다. 음식을 먹으면 소화액이 자동으로 분비된다. 운동을 하면 숨이 차고 열이 난다. 더우면 땀이 나고 추우면 한기가 들어 몸이 떨린다. 짜게 먹으면 갈증이 난다. 연기를 마시면 기침이 나고 콧물이 나면 재채기를 한다. 이런 현상들은 누구나 다 경험하는 것인데, 자율적으로 이루어지기 때문에 임의로 통제할 수 없다.

자율기능의 특성

자율기능이란 필요가 있을 때 몸이 알아서 작동하는 기능을 말한다. 그렇게 작동하지 않으면 몸에 큰 해가 되고 생명을 잃을 수 있기 때문에 필연적으로 자율기능이 움직인다. 자율기능의 이 같은 반응은 지나치거나 모자라지 않도록 정확하고 섬세하게 나타나며, 애를 써서 막아보려고 해도 절대로 억제할 수 없다.

산소가 희박한 곳에서는 호흡이 빨라진다. 호흡이 빠른 현상은 분명히 정상이 아니다. 이때 빨라진 호흡을 바로잡겠다며 호흡을 억제하는 약을 쓴다면 어떻게 되겠는가? 보나마나 몸이 서서히 죽어갈 것이다. 문제를 해결하는 근본적인 방법은 산소가 충분한 곳으로 이동하는 것이지 강제로 호흡을 억제하는 것이 아니다.

혈압도 몸이 알아서 결정한다

다른 자율기능들과 마찬가지로 혈압도 몸이 자율적으로 결정한다. 높아져야 할 필요가 있을 때 몸이 알아서 혈압을 올린다. 혈압이 상승해야 하는 데도 불구하고 올라가지 않으면 몸에 심각한 해가 된다. 혈압이 올라가는 것은 목적이 있기 때문이며 몸이 높은 혈압을 요구하고 있음을 의미한다. 이렇게 자동적으로 이루어지는 과정을 인위적으로 바꿀 때에는 매우 신중해야 한다. 유익한 현상을 억제하거나 제거해 버리면 도리어 몸에 해를 끼칠 수 있기 때문이다.

혈압을 자율적으로 결정하는 2가지 수단

혈압에 영향을 미치는 요소로는 심장, 혈관, 혈액이 있다. 심장이 얼마나 힘차게 수축하고 얼마나 빨리 펌프질을 하느냐에 따라 혈압에 영향을 준다. 동맥이 어느 정도 수축하느냐에 따라 혈압에 변동이 생기고, 정맥이 어느 정도 수축하느냐에 따라 심장으로 되돌아가는 혈액의 양에 영향을 끼쳐서 결과적으로 혈압에 영향을 준다. 콩팥에 있는 모세혈관에서 염분과 수분을 얼마나 배설하느냐에 따라, 창자의 모세혈관에서 염분과 수분을 얼마나 흡수하느냐에 따라 혈액의 양이 결정되고 결과적으로 혈압이 정해진다. 이처럼 혈압에 영향을 주는 심장, 혈관, 혈액의 양은 자율신경과 호르몬에 의해서 조절되는데, 이 둘은 몸의 필요에 따라서 독자적으로 작동한다.

① 자율신경

널리 잘 알려진 바와 같이 자율신경은 몸이 스스로 알아서 반응하는 신경을 말한다. 자율신경이 '혈압을 올려야 몸의 기능이 유지된다'고 판단을 내리면 곧바로 혈관이 수축되고 심장을 자극하는 신경이 활동을 하여 혈압을 상승시킨다.

② 호르몬

호르몬은 필요할 때 몸이 알아서 적당하게 분비한다. 성장이 필요한 어린이들에게는 성장호르몬이 분비되고 사춘기에 다다른 소년소녀들에게는 성호르몬이 많이 분비되어 성적 특징을 갖추게 한다. 즉 호르몬은 자신의 의지와 무관하게 몸이 알아서 필요할 때 분비되는 것이다.

혈압도 호르몬에 의해서 조절된다. 혈액의 염분량과 수분량을 조절해 주는 호르몬이 있어서 필요한 수준의 혈압이 유지되도록 염분과 수분을 혈관 안으로 모으기도 하고 밖으로 내보내기도 한다. 또 어떤 호르몬은 혈관을 수축시켜서 혈압을 올리기도 한다.

혈압이 오르고 내리는 이유는 무엇인가

앞서 살펴본 바와 같이 혈압은 필요에 따라 몸이 스스로 결정해서 조절한다. 이런 원리에 따라 혈압이 일상적으로 올라갔다가 내려가기도 하고 병적으로 계속해서 올라간 상태로 있기도 한다. 지금부터 혈압이 올라가는 경우를 좀 더 자세히 살펴보고 고혈압이라는 현상이 어떤 의미를 지니는지 알아보자.

생리적으로 필요할 때 혈압이 상승한다

위기상황이 되면 혈압이 올라간다. 놀라거나, 대항해서 싸우거나, 도망가야 할 상황이 되면 혈압이 올라간다. 정신이 바짝 들고 팔다리에 힘이 솟구치도록 하려면 뇌와 팔다리 근육에 피를 많이 보내주어야 하기 때문이다. 위기상황에서 몸이 처져 있으면 안 되기 때문이다.

운동을 할 때도 혈압이 올라간다. 약간 힘든 운동을 하는 도중이나 직후에 혈압이 올라가는데, 팔다리를 빠르게 움직이기 위해서는 포도당과 산소가 더 많이 필요하고 그러기 위해서는 혈액공급이 늘어나야 하기 때문이다.

하루 중에는 아침에 혈압이 올라간다. 활동을 시작할 시간이 되었으므로 그만큼 혈액공급이 더 필요할 것이고 때를 맞추어 몸이 혈압을 올려 혈액공급량을 늘리기 때문이다. 활동할 때는 혈압이 올라가고 휴식을 취할 때는 내려가는 것이 보통이다. 혈압은 아침에 상승하고 저녁에 내려가며, 잠잘 때보다는 깨어있을 때의 혈압이 더 높다.

이처럼 평상시보다 전신에 혈액공급이 많아져야 하는 상황이 되면 몸이 스스로 이 문제를 해결하기 위해 일시적으로 혈압을 올린다.

혈압이 올라가야 할 병적 상태

어떤 병이 생겨서 뇌 또는 콩팥에 혈액공급이 부족해지면 문제를 해결하기 위해 몸이 스스로 혈압을 올리는 경우가 있는데, 구체적으로 살펴보면 다음과 같다.

① 뇌혈관이 막히거나 터졌을 때

뇌혈관이 막히는 병, 즉 뇌경색이 발생하면 어김없이 혈압이 올라간다. 뇌경색은 평소에 고혈압이 있던 사람에게 잘 생기며 뇌경색이 발병하고 나면 평소보다 혈압이 훨씬 더 높게 올라간다. 뇌혈관이 막히게 되면 그 혈관을 통해서 혈액을 공급받던 뇌신경이 저혈압 상태가 되기 때문에 혈압을 올려서라도 부족한 부분을 마저 채우려는 목적으로 몸이 스스로 혈압을 올린다.

뇌출혈도 마찬가지다. 혈압이 높아서 혈관이 터졌지만 뇌출혈이 발생한 후에 혈압이 더 크게 상승한다. 출혈이 생긴 위치의 혈관이 수축되고 터진 틈을 메우기 위해서 혈전(피떡)이 만들어지면서 혈관이 좁아지게 되는데 이로 인해 혈액공급이 감소하기 때문이다.

뇌경색이나 뇌출혈이 발생해서 혈압이 상승해도 의사들이 함부로 혈압을 내리지 않는 것은 뇌조직에 혈액이 부족한 상태가 되어 있다는 사실을 잘 알고 있기 때문이다.

② 뇌압이 상승했을 때

두개골 안에는 일정한 압력이 있으며 이를 뇌압이라고 부른다. 만약 어떤 원인으로 뇌압이 증가하게 되면 뇌혈관이 그만큼 압박을 받아 좁아지게 되고 결과적으로 혈액공급도 감소하게 된다. 이때 혈액공급을 늘리기 위해서는 혈압을 높이는 수밖에 없기 때문에 몸이 스스로 알아서 혈압을 올리게 된다.

풍선을 물에 잠기게 하여 입으로 바람을 불어 넣는다고 가정해 보자. 물 바깥에서 하는 것보다 더 많은 힘이 든다. 풍선의 외부에서 물이 압박을 가하기 때문에 물 밖에서보다 더 세게 불어야 바람이 들어간다. 뇌압이 올라가 있을 때 혈압이 더 높아져야 뇌에 혈액이 공급되는 것도 이와 같은 원리다. 이러한 이유로 뇌를 심하게 다치거나 뇌출혈이 있거나 뇌종양이 있거나 수두증이 있을 때 뇌압이 올라가고 고혈압이 생긴다.

③ 콩팥 동맥이 좁아졌을 때

　신동맥협착증이나 신동맥경화증과 같이 콩팥으로 가는 동맥이 좁아지는 병이 있으면 혈압이 올라가게 된다. 혈관이 좁아져서 콩팥으로 가는 혈액이 줄어들게 되면, 몸이 혈압을 올려서 부족한 부분을 채우려고 하기 때문이다.

　이상에서 살펴본 것과 같이 몸의 일부분 특히 뇌나 콩팥에 지속적으로 혈액공급이 부족해지면, 부족한 부분을 채우기 위해 지속적으로 압력이 올라간다. 혈액공급이 부족할 때 혈액을 더 받기 위해 몸이 스스로 몸부림치는 현상이 고혈압이다. 고혈압은 몸을 해치려고 하는 적이 아니라 몸에 유익을 주려고 하는 좋은 친구다.

혈압은 언제 어떻게 측정해야 하는가

    심장이 수축하여 피를 동맥으로 내보낼 때는 동맥 내의 압력이 올라가고, 심장이 이완하며 잠시 쉴 때는 동맥 내의 압력이 내려간다. 심장은 이처럼 수축과 이완을 반복하며 피를 내보내는데, 심장이 수축할 때의 압력을 수축기 혈압(혹은 최고 혈압, 높은 혈압)이라고 하고, 심장이 쉴 때의 압력을 이완기 혈압(혹은 확장기 혈압, 최저 혈압, 낮은 혈압)이라고 부른다. 혈압의 수치를 얘기할 때에는 보통 수축기 혈압을 먼저 말하고 이완기 혈압을 나중에 말한다. 혈압의 단위는 수은주의 높이를 밀리미터(mmHg)로 표시한다.

    심장이 수축할 때 혈압이 올라가고 쉴 때 혈압이 내려가는 현상은 사람이 살아있는 동안 끊임없이 반복되는데, 이로 인해 혈관 내 압력이 변하면서 혈액이 일정한 높이의 파도처럼 계속해서 출렁거리며 몸 전체로 흘러나가게 된다.

편안한 상태에서 측정해야 한다

집에서 재면 괜찮은데 병원에만 가면 혈압이 오르는 사람들이 있다. 긴장을 하기 때문이다. 혈압은 이밖에도 여러 가지 요인으로 인해 수시로 바뀔 수 있다. 담배를 피우고 난 후, 커피를 마신 후, 운동을 하고 난 후, 몸에 통증이 있을 때, 흥분했을 때, 수면이 부족할 때, 날씨가 추울 때에도 혈압이 올라간다. 반대로 탈수가 되었을 때, 예를 들어 목욕탕에서 땀을 많이 흘리고 난 다음이나 설사를 한 뒤에는 혈압이 내려간다.

혈압은 위에 열거한 것과 같은 외적 요인들이 영향을 미치지 않는 조건에서 측정해야 한다. 의자에 앉아서 적어도 5분 정도 움직이지 않고 편안하게 쉰 뒤에 측정하는 것이 좋다.

측정을 실시할 때에는 팔을 책상에 올려놓고 옷을 팔꿈치 위까지 걷고 나서 혈압대를 팔에 둘러 감는다. 이때 측정하는 위치가 심장 높이와 같아야 한다. 심장보다 낮은 위치에 있으면 혈압이 높게 측정되고 반대로 심장보다 높은 위치에서 측정하면 혈압 수치가 낮게 나오기 때문이다. 대부분의 고혈압은 수축기와 이완기 혈압이 동시에 높지만 어떤 경우에는 수축기만 높을 때도 있다.

여러 차례 측정해 보아야 한다

한 번 측정했을 때 혈압이 높다고 해서 고혈압이라고 판정하지는 않는다. 그렇다고 몇 차례를 잰 뒤에 평균을 내야 한다는 규정은 없다. 한 번 재서 혈압이 높을 때는 잠시 쉬었다가 한두 번 더 재보면 된다. 처음 측정했을 때 정상혈압이라면 굳이 두 번 잴 필요는 없다.

아침에 재는 것이 가장 신뢰할 수 있는 수치

일반적으로 아침에는 혈압이 약간 올라가고 저녁에는 혈압이 약간 내려간다. 따라서 아침에 일어났을 때 바로 혈압을 재보는 것이 좋다. 혈압이 가장 높은 상태일 때 측정해서 괜찮으면 정말로 괜찮다고 볼 수 있지만, 잠자리에 들기 전과 같은 혈압이 낮은 시간에 측정하면 설사 괜찮다고 해도 정말로 괜찮은 상태인지 알 수 없기 때문이다.

혈압은 언제 어디서나 정상이어야 한다

어떤 때 재보면 정상이었다가 다른 때 다시 재보면 혈압이 높은 사람들도 있다. 이런 사람들은 머지않아 고혈압이 될 가능성이 있다. 고혈압으로 이행하는 단계에 있는 사람의 경우, 평소에는 대체로 괜찮은데 간혹 한 번씩 혈압이 올라가는 양상을 보인다. 그러다가 차츰 정상일 때보다 높을 때가 더 많아진다. 이런 상태가 얼마동안 지속되다가 점차 혈압이 항상 높은 상태로 고정된다.

임신했을 때는 혈압이 높았다가 분만 후에 정상으로 되돌아오는 경우도 있는데, 이런 사람 역시 장차 고혈압이 될 가능성이 높으므로 관심을 가져야 한다.

양쪽 팔의 혈압이 다를 때

양쪽 팔의 혈압이 다르게 나오는 수가 있다. 이런 경우 20mmHg 이상 차이가 난다면 세밀한 조사가 필요하다. 혈압이 낮은 쪽 팔의 동맥이 좁아져 있을 가능성이 크기 때문이다. 양쪽 팔의 혈압이 다를 때는 높은 쪽을 측정치로 한다.

혈압은 큰 혈관에서 측정해야 한다

나무는 밑둥치에서 큰 가지를 내고, 큰 가지에서 중간 크기의 가지를 내고, 또 다시 작은 가지를 만들고 나중에는 아주 작은 가지가 되어 끝에 잎이 매달린다. 사람의 혈관 모양도 나뭇가지와 동일하다. 심장에서 출발한 하나의 큰 혈관에 가지가 생기면서 조금 가늘어지고, 또 가지치기를 하면서 중간 크기의 혈관이 되고, 또 다시 나뉘어 작은 혈관으로 변하고, 또 갈라져서 아주 작은 혈관이 되고, 마침내 모세혈관이 되어 세포와 맞닿게 된다.

심장에서 출발한 대동맥은 굵기가 엄지손가락 정도로 굵지만 점점 가늘어져서 세동맥이 되었을 때는 눈에 보이지 않을 정도로 굵기가 가늘다. 당연한 말이지만 혈관이 가늘어지면 혈압도 비례해서 낮아진다. 심장에서 출발하여 팔꿈치 바로 위에 이른 혈관의 수축기 압력이 120mmHg 정도인 데에 비해 세동맥의 수축기 압력은 20mmHg 정도다.

혈압은 보통 팔꿈치와 어깨 사이의 팔꿈치 가까운 곳에서 측정하는데 이 위치의 팔 동맥은 꽤 굵은 편이다. 통상적으로 혈압이라 할 때는 팔 동맥의 혈압을 의미한다. 혈관이 좁아진 곳 즉 동맥경화증이 발생한 곳이 혈압을 측정하는 곳보다 심장 쪽에 가까이 있을 때, 즉 어깨 쪽에 있을 때는 혈압 수치가 실제보다 낮을 것이고, 반대로 동맥경화증이 손가락 쪽에 위치해 있다면 혈압 수치가 높게 측정될 것이다.

동맥경화증은 모든 크기의 동맥에 발생한다. 그러나 혈관이 좁아질 때 발생하는 저항, 즉 압력이 올라가는 것은 주로 작은 동맥이 좁아질 때 더 현저하게 나타난다. 즉 혈압 상승은 주로 아주 작은 동맥(소동맥 혹은 세동맥)에 동맥경화증이 있을 때 더 많은 영향을 받는다.

소동맥은 직경이 0.03mm 정도로 맨눈으로 볼 수 없을 만큼 가는 동맥이다. 소동맥에 경화증이 발생하면 혈압을 측정하는 팔동맥의 혈압은 정상보다 높아지지만 소동맥보다 더 가는 모세혈관은 오히려 저혈압 상태가 된다. 이점을 이해하는 것은 매우 중요하다. 소동맥의 혈압이 낮으면 어깨 가까이에 있는 큰 혈관의 혈압이 아무리 높아도 조직은 저혈압이라고 인식하게 된다.

중요한 것은 모세혈관의 혈압

모세혈관의 혈압은 온몸의 세포에 결정적인 영향을 미친다. 몸속 혈관이 모세혈관 정도로 가늘게 되었을 때 비로소 혈액 중에 있는 포도당을 비롯한 영양소와 산소가 혈관을 빠져 나와 세포로 들어가게 된다. 그러므로 모세혈관의 압력이 정상 이하로 내려가지 않게 유지하여 포도당을 비롯한 영양소와 산소가 세포에 적절히 들어가게 하는 것이 중요하다. 만약 모세혈관의 압력을 잴 수 있다면 적절히 관리하기도 쉽겠지만 아직까지 그런 기술은 없다. 우리가 관심을 가져야 하는 것은 팔의 혈압이 아니라 모세혈관의 압력이라는 점을 잊지 말아야 한다.

　심장에서 모세혈관까지 오는 과정에서 동맥경화증으로 혈관이 좁아지고 혈관의 탄력성이 감소하면 모세혈관의 압력이 정상보다 내려가서 혈액이 부족하다는 신호가 발생한다. 이 신호는 다시 심장으로 보내져서 더 많은 피를 더 힘차게 뿜어내게 하여 혈압이 올라가게 된다. 이런 과정을 거쳐서 올라간 압력을 팔에서 측정했을 때 고혈압이라는 결과로 나타난다. 그러나 팔의 혈관과 달리 모세혈관에서는 겨우 정상 압력이 된다. 결국 팔에서 측정한 고혈압은 모세혈관의 압력이 너무 낮다는 것을 알려 주는 신호인 셈이다. 인위적으로 혈압을 내릴 때는 팔 동맥의 혈압이 아니라 모세혈관의 압력을 기준으로 해야 옳다.

정상혈압 수치가 점점 낮아지고 있다

2003년 미국 국립보건원 고혈압 합동위원회가 결정해서 현재 우리나라에서 통용되고 있는 혈압의 분류표가 78쪽 상단에 있다. 이 표에서 알 수 있듯이 정상혈압은 수축기 혈압이 120mmHg 미만(119 이하)이면서 동시에 이완기 혈압이 80mmHg 미만(79 이하)이어야 한다. 둘 중 어느 하나라도 이 수치를 벗어나면 정상이 아니다.

또 한 가지 설명을 곁들여야 할 것은 정상 혈압에 속한다고 다 똑같은 정상은 아니라는 점이다. 수축기 혈압이 115~119 사이에 있는 것보다는 114 이하일 때가 더 좋고, 이완기 혈압 역시 75~79 사이에 있는 것보다는 74 이하일 때가 더 좋다. 따라서 혈압을 측정했을 때 정상에 속했더라도 높은 쪽의 정상인지 낮은 쪽의 정상인지를 확인해 보는 것이 좋다. 이러한 진단 기준은 18세 이상이면 나이나 성별, 직업, 인종과 관계없이 공통적으로 통용된다.

・ 우리나라의 혈압 판정 기준 ・

혈압의 분류	수축기 혈압	조건	이완기 혈압
정상	120 미만	및	80 미만
고혈압 전단계	120-139	혹은	80-89
제1기 고혈압	140-159	혹은	90-99
제2기 고혈압	≥160	혹은	≥100

정상 혈압수치의 변천사

현재 우리나라에서 채택하고 있는 혈압판정기준은 미국 고혈압 합동 위원회에서 결정한 것을 그대로 차용한 것이다. 우리나라의 혈압판정 기준은 1977년에 처음으로 정해진 이래 지금까지 여섯 차례 개정되었다. 그동안 고혈압으로 분류되는 수치와 명칭이 수시로 바뀌어 왔는데, 아래 표는 정상으로 분류되어온 수치만 표시해 본 것이다. 이 표에서 알 수 있듯이 혈압의 정상 수치가 점점 낮은 방향으로 그것도 큰 폭으로 변경되어왔다.

・ 우리나라의 정상혈압 기준 변화 ・

결정 연도	수축기(mmHg)	조건	이완기(mmHg)
1988	〈 140		〈 85
1992	〈 130		〈 85
1997	〈 130	및	〈 85
2003	〈 120	및	〈 80

혈압 기준은 왜 점점 더 강화되는가

지금까지 의학계에서는 '이 정도 수치면 문제가 되지 않을 것'이라고 판단하는 수치를 정상으로 결정해왔다. 그런데 시간이 흐르면서 정상에 속하는 수치를 가진 사람에게 여러 가지 문제가 발생하는 것을 뒤늦게 알게 되었다. 처음의 판단이 성급했다는 것이 드러나면서 정상 판정 수치를 더 내리게 되었는데, 지금까지 여러 차례 수정되어왔기 때문에 앞으로도 또 바뀔 가능성이 충분히 있다.

진단기준을 변경하는 것이 고혈압에만 한정된 문제는 아니다. 당뇨병, 과콜레스테롤혈증, 비만 등 생활습관병에 대한 진단기준이 모두 점점 엄격하게 바뀌고 있다.

더 이상의 수정은 없을 것인가

정상 혈압수치가 과거에 비해서는 많이 하향 수정되었다. 이 정도 수준을 유지한다면 고혈압 관련 질병들이 대폭 줄어들 것으로 보인다. 그러나 앞으로도 이전처럼 큰 폭은 아니지만 추가로 수정이 있어야 할 것으로 판단된다. 이렇게 주장하는 근거는 다음과 같다.

어린이의 혈압은 성인보다 훨씬 낮다. 그만큼 혈관에 때가 끼지 않고 깨끗해서 충분히 넓고 탄력성이 좋기 때문이다. 혈액 중의 콜레스테롤과 중성지방이 충분히 낮은 사람의 혈압도 저혈압 수준에 가까울 정도로 낮게 유지된다. 콜레스테롤과 중성지방이 충분히 낮다고 판단하는 수준은 동물성 식품을 전혀 먹지 않고 건강하게 야윈 상태일 때의 수치다. 대체로 콜레스테롤은 130, 중성지방은 70 전후다.

    이런 사실들을 보면 바람직한 혈압 수치는 저혈압에 가까운 수치가 아닐까 판단된다. 이것은 앞으로 확인이 되어야 할 문제이긴 하지만 그렇게 추측할 만한 이유가 충분한 것만은 틀림없다.

증상이 없는 저혈압은 오히려 좋다

저혈압이 고혈압보다 오히려 더 위험하다는 말이 있다. "고혈압이라고 해서 당장 문제가 생기는 것은 아니지만, 저혈압의 경우에는 당장 혈액공급에 차질이 빚어지기 때문에 오히려 고혈압보다 해롭다."라고 말한다면 그건 맞는 말이다. 탈수나 빈혈이 있으면 저혈압이 되는데, 이런 상태가 몸에 해가 된다는 것은 상식에 속하므로 특별한 설명이 필요치 않을 것이다. 그러나 증상이 없는 저혈압, 즉 병적이지 않은 저혈압은 혈관 관련 질병 발생이 적어서 오히려 더 좋다.

얼마나 낮으면 저혈압이라고 판단하는가

어느 정도의 혈압 수치를 저혈압이라고 판단하느냐에 대한 명확한 기준은 없다. 그러나 일반적으로 통용되고 있는 수치는 수축기 100(혹은

90) 이하, 이완기 60 이하일 때를 저혈압이라고 부른다. 그러나 이 보다 더 낮은 경우에도 아무런 증상을 느끼지 않는 건강한 사람들이 있다. 이런 상태를 본태성 저혈압 혹은 체질성 저혈압이라고 부르기도 한다.

이해가 부족한 일부 전문가들은 이런 사람들에게 혈압이 올라가도록 노력해야 한다고 주문한다. 동물성 식품을 먹어야 한다거나 음식을 짜게 먹는 것이 좋다는 말을 하는데, 이런 조언은 적절하지 않다.

건강한 저혈압은 장수의 플러스 요인

혈압이 낮으면서 증상은 없다는 것은 낮은 압력으로도 필요한 만큼의 혈액을 보낼 수 있다는 의미이고 그만큼 혈관이 크고 탄력성이 좋아서 혈액이 흘러가는데 저항이 적다는 의미다. 혈관이 크다는 말은 혈관 안에 동맥경화증이 생기지 않아서 안지름이 넓은 상태를 의미한다. 따라서 증상이 없는 저혈압은 장수의 플러스 요인으로 볼 수 있으며, 저혈압으로 보이는 수치를 진정한 정상 혈압으로 보는 것이 더 타당하다. 이런 사람은 혈액 중의 콜레스테롤과 중성지방이 낮고 건강하게 야윈 경우가 대부분이다.

어린이들은 저혈압이다

출생 후 6세까지는 혈압이 평균 95/60 정도를 유지하다가 이후 조금씩 올라가기 시작해서 사춘기가 끝날 즈음에 성인 수준이 된다. 어른의 기준으로 보면 이 수치는 저혈압이다. 그렇다고 해서 어린이들에게 저혈압으로 인해 어떤 문제가 발생하지는 않는다. 혈관이 덜 성숙해서 그렇다고 주장할 수도 있지만 어린이들에게 혈관이 약해서 터지는 사고가 발생하는 것도 아니므로 이런 주장은 근거가 없다. 어린이들의 혈압이 낮은 것은 어른 기준으로 볼 때 낮은 것이지 그들에게는 정상 혈압이다.

어린아이들은 혈관의 탄력성이 좋고 혈관 안이 좁아지지도 않아서 혈액이 흘러가는데 별 저항이 없기 때문에 혈압이 낮아도 아무 문제가 없다. 이와 같은 원리를 통해 어른이 되어서도 혈관이 건강하면 혈압이 낮게 유지된다는 것을 알 수 있다. 건강하게 야위고, 동물성 식품을 일체 먹지 않고, 혈관의 노화를 예방해주는 성분(식물성 식품)을 충분히 섭취하면 어른들 역시 어린아이와 같은 혈관을 유지하는 것이 가능하다.

혈압이 높을 때 어떤 검사가 필요한가

고혈압이 있을 때는 혈압 측정 이외에 어떤 검사나 확인이 필요할까? 고혈압은 대부분 동맥경화증 때문에 생기는 증상이라고 설명한 바 있는데, 이런 이유로 동맥경화증을 일으킬 만한 요인을 갖고 있는지 여부와 그 정도가 어느 수준인지를 확인하는 것이 필요하다.

혈액의 지방수치 측정

동맥경화증을 일으키는 물질은 혈액 중에 포함된 과다한 콜레스테롤과 중성지방이다. 이 두 성분은 적은 비용의 간단한 혈액검사로도 쉽게 수치 확인이 가능하다. 고밀도 지단백(HDL) 콜레스테롤이 높아야 좋다는 말이 널리 알려져 있으나 그 수치의 의미에 대해서는 앞으로 더 확인이 필요해 보이므로 여기에서는 설명하지 않도록 하겠다. 중성지방이 낮으면 고밀도 지단백 콜레스테롤이 높아지는 경우가 많으므로 콜레스테롤과 중성지방 이외에 다른 것을 확인할 필요는 없어 보인다.

체중 측정

비만은 동맥경화증을 일으켜 고혈압의 원인이 된다. 따라서 고혈압이 발견되면 자신의 체중이 적정체중에서 얼마나 벗어나 있는지 확인해 보아야 한다. 적정체중을 산출하는 공식 중에서 널리 이용되는 2가지를 소개하면 다음과 같다.

> (1) [키(cm)-100]×0.9로 계산하여 나온 수치가 알맞은 체중(kg)이다.
> (2) 체중(kg)÷키의 제곱(m^2)이 22.7이 되면 가장 알맞은 체중이다.
> ※위의 공식이 일반적으로 통용되고 있지만 이보다 몇 kg 적으면 더 좋다.

여기서 꼭 짚고 넘어가야 할 한 가지 중요한 사실이 있다. 전체 체중은 알맞다고 해도 근육이 적고 비계가 많은 경우에는 과다한 체지방으로 인해 동맥경화증이 발생할 수 있다. 따라서 적당한 근육을 유지하고 체지방이 과하지 않도록 하여 체중이 적정 수준이 되도록 해야 한다.

스트레스 조사

본인과 가족의 몸에 통증을 일으키는 병이 없는지 살펴보아야 한다.

본인이 아프지 않더라도 가족 중에 환자가 있으면 그로 인한 스트레스로 혈압이 올라갈 수 있다. 인간관계에 어려움이 있어도 혈압이 올라간다. 가정이나 직장에서 대인관계가 어렵고 힘들어지면 혈압이 상승할 수 있다. 경제적인 어려움이 있거나 사업이 어렵다거나 직장에서 실직을 했다거나 빚보증을 잘못 섰다거나 하는 등의 개인적인 경제 형편도 조사해 보아야 한다.

생활습관 조사

고혈압을 일으키는 가장 흔한 이유가 동맥경화증이지만, 그밖에 고혈압을 유발하는 다른 나쁜 생활습관이 있는지도 함께 확인해 보아야 한다. 짠 음식을 좋아하는지, 술을 자주 마시는지, 담배를 피우는지, 깊고 충분하게 잠을 자지 못하는지 등을 조사해 보아야 한다.

혈관검사

뇌나 콩팥으로 가는 혈관에 동맥경화증이 생기면 예외 없이 혈압이 올라간다. 그러므로 뇌에 혈액공급이 부족해서 생기는 신경증상이나 콩팥기능에 이상을 발견했다면 이 두 장기에 연결된 혈관이 좁아지지 않았는지 검사해 볼 필요가 있다. 혈관에 조영제를 넣어 촬영하면 일반 엑스선 검사로는 볼 수 없던 혈관 속을 훤하게 볼 수 있다. 어디가 좁아졌는지, 얼마나 심하게 좁아졌는지를 확인해 볼 수 있다. 요즘은 초음파

검사로도 혈관의 상태를 알아볼 수 있다.

  한 가지 기억해두어야 할 내용은 혈압에 가장 영향을 많이 주는 부분은 아주 작은 혈관이라는 점이다. 눈에 보이지 않을 정도로 미세한 동맥이 좁아져 있을 때는 혈관 촬영을 해도 육안으로 확인이 불가능하다. 혈관 촬영에서 아무런 이상이 발견되지 않았다고 해서 혈관에 문제가 생기지 않았다고 속단해서는 안 된다는 말이다.

2
동맥경화증이 고혈압을 만든다

고혈압의 원인은 동맥경화증이다

고혈압에는 원인이 밝혀진 고혈압도 있고 아직까지 원인을 모르고 있는 고혈압도 있다. 통상적으로 원인이 확인된 것을 2차성 고혈압이라고 부르고 원인을 모르는 고혈압을 1차성 고혈압이라고 부른다.

2차성 고혈압은 어떤 병(대부분 콩팥기능 이상이나 내분비기능 이상) 때문에 생기는 고혈압이란 뜻이며 전체 고혈압의 5~10%를 차지할 정도로 많지 않고 원인질환을 치료하면 자연스럽게 증상이 사라지므로 큰 문제가 되지는 않는다. 반면 1차성 고혈압은 확실한 원인이 없거나 원인을 모르는 고혈압이라는 의미를 지니고 있으며, 여러 가지 다른 이름으로 부르기도 한다.* 전체 고혈압의 90~95%를 차지할 정도여서 그냥

---

* 본태성 고혈압, 원발성 고혈압, 특발성 고혈압 등으로 부르기도 하며 어느 것이나 원인이 확실치 않다는 의미다.

고혈압이라고 하면 1차성 고혈압을 의미한다.

고혈압은 아주 흔한 병이고 매우 빠르게 늘어나고 있으며 고혈압과 관련된 병으로 심한 장애가 생기거나 사망하는 사람도 매우 많다. 모든 약 중에서 가장 많이 처방되는 약이 고혈압 관련 약일 정도로 경제적인 부담도 적지 않은데, 그 원인이 무엇인지 아직까지 모르고 있으니 현대의학의 수치가 아닐 수 없다. 원인을 모르고 있으니 확실한 치료방법도 갖고 있지 못한 것은 말할 것도 없다. 그래서 의사들은 고혈압은 완치시킬 수 있는 병이 아니라 평생 동안 적당하게 다스리는 정도로 만족해야 하는 병이라고 말하고 있다.

고혈압이라는 가면을 쓰고 있는 실체는 과연 무엇인가? 사실은 밝혀져 있지만 지나쳐버렸기 때문에 놓치고 있는 것은 아닌지 살펴볼 일이다. 그럼 지금부터 아직까지 원인을 모르고 있다고 알려져 있는 1차성 고혈압의 진짜 원인을 밝히는 일을 시작해 보자.

고혈압의 원인은 동맥경화증이다

결론부터 말하면 원인이 알려져 있지 않은 고혈압의 진짜 원인은 동맥경화증이다. 고혈압의 원인이 동맥경화증이라고 단정적으로 말하는 근거는 다음과 같다.

첫째, 고혈압이 있을 때는 심각한 다른 질병을 함께 갖고 있는 경우가 많다. 뇌경색, 뇌출혈, 치매, 파킨슨병, 협심증, 심근경색증, 신경화증(고혈압성 콩팥질환), 고혈압성 망막증 등이 고혈압과 함께 나타나는 질병들이다. 이런 병들은 모두 동맥경화증 때문에 발생하는 병이며 고혈압이 이런 병들과 동반된다는 사실은 고혈압 역시 동맥경화증 때문에 생기는 병이라고 볼 수 있는 근거가 된다.

둘째, 혈액 중 콜레스테롤이 높은 사람은 낮은 사람에 비해서 고혈압 발생률이 높다는 사실이 확인되었다. 콜레스테롤이 높으면 필연적으로 동맥경화증이 발생하게 되므로 고혈압은 동맥경화증이 원인이 되어서 생긴다고 볼 수밖에 없다.

셋째, 콜레스테롤 생산을 억제하여 혈액 중 콜레스테롤을 낮춰주는 약물을 투여했을 때 혈압이 내려간다. 이는 고혈압이 과다한 콜레스테롤 때문에 생기는 병이라는 사실을 보여주는 증거다. 지나치게 높은 콜레스테롤이 동맥경화증의 직접적인 원인이 되고 나아가 고혈압을 만든다는 논리가 성립한다.

넷째, 살이 찌면 혈압이 올라간다. 살찐 상태로는 절대로 고혈압이 치료되지 않는다. 살이 찌면 혈액 내에 중성지방이 증가하고 이런 상태가 오래되면 동맥경화증이 발생한다. 이런 사실로 미루어보아 고혈압은 동맥경화증 때문에 발생한다고 볼 수밖에 없다.

다섯째, 고혈압 환자가 일체의 동물성 식품을 먹지 않으면 혈압이 내려간다. 모든 동물성 식품에는 동맥경화증을 일으키는 성분(콜레스테롤과 중성지방)이 들어 있다. 따라서 고혈압은 동맥경화증 때문에 발생하는 것이라고 볼 수밖에 없다.

여섯째, 콩팥동맥 협착이나 경동맥 협착이 있을 때, 즉 콩팥이나 뇌에 혈액을 공급하는 동맥이 좁아지는 병이 있으면 예외 없이 고혈압이 발생한다. 따라서 혈관이 좁아지는 동맥경화증이 있을 때 역시 혈압이 올라갈 것이라고 짐작하는 것이 당연하다.

일곱째, 일시적으로 혈관을 넓혀주는 작용을 하는 약이 혈압을 내려가게 한다. 이 사실을 통해 혈관이 좁아지면 혈압이 올라간다는 것을 쉽게 알 수 있다. 혈관이 반영구적으로 좁아져 있는 병이 동맥경화증이므로 동맥경화증이 바로 고혈압의 원인이라고 말해도 반박할 근거가 없다.

이상에서 살펴본 것처럼 고혈압은 동맥경화증 때문에 생기는 반응이다. 따라서 혈압이 높다는 말은 동맥경화증이 있다는 말이나 마찬가지라고 보면 틀리지 않다.

고혈압 때문에 동맥경화증이 생기는 것이 아니다

원인을 모르고 있는 고혈압을 1차성 고혈압이라고 부르는데, 위에서 살펴본 바와 같이 1차성 고혈압도 동맥경화증 때문에 발생하는 2차성 고혈압이다. 그러므로 동맥경화증을 치료하면 고혈압이 치료될 것이라는 믿음을 가져도 좋다.

동맥경화증 때문에 고혈압이 생기는 사실을 고혈압 때문에 동맥경화증이 생긴다고 거꾸로 알고 있으면 심각한 문제가 발생한다. 이는 세균 침입으로 열이 나는 것을 열이 나서 세균이 침입했다고 잘못 알고 있는 것만큼이나 엉터리다. 상황을 거꾸로 알고 있으면 아무리 노력해도 문제 해결이 안 될 뿐만 아니라 오히려 몸을 해치게 된다.

고혈압의 원인이 동맥경화증이라는 주장을 필자가 처음으로 하는 것도 아니다. 이미 많은 전문가들이 오래 전부터 해 온 주장이지만 별로 귀담아 듣는 사람이 없다. 표현이 단호하지 않고, 근거 제시가 다소 미흡하고, 원인이 불확실하다는 현재의 분위기에 파묻혀 주목을 받지 못하고 있을 뿐, 고혈압은 분명 동맥경화증이 원인이 되어 나타나는 증상이다.

동맥경화증은 죽음을 부르는 병이다

정상적인 동맥은 혈관이 넓고 내면이 매끄러워서 혈액이 흘러갈 때 저항이 적으며 압력에 따라 혈관이 늘어나기도 하고 줄어들기도 하는 탄력성을 가지고 있다. 동맥경화증은 동맥이 좁아지고 굳어지는 병으로, 위치에 따라 좁아지고 굳어지는 정도에 차이가 있을 뿐 전신에 있는 모든 동맥에 발생할 수 있는 질병이다.

경화증이라는 말이 굳어지는 상태를 뜻한다는 점을 생각하면 동맥이 굳어지는 상태만을 동맥경화증이라고 부르고 좁아지는 것을 협착증이라고 불러야 하겠지만, 이를 구분하지 않고 이 두 상태를 합쳐서 동맥경화증이라고 부르고 있다. 혈관이 좁아지고 굳어지는 것은 동일한 원인에 의해서 동시에 진행되는 병이기 때문이다.

동맥경화증의 원인

동맥은 혈액이 흘러가는 통로이므로 혈액의 내용물에 따라서 혈관에 변화가 초래된다. 혈액 내에 지방성분인 콜레스테롤과 중성지방이 많아지면 이 성분들이 혈관 내벽에 죽과 같은 기름때를 형성하여 혈관을 좁아지게 하고 혈관의 근육층이 굳은살처럼 섬유화되어 혈관의 탄력성이 감소한다.

일반적으로 지방성분이 높은 상태를 피가 탁하다고 말하고, 전문용어로는 과지혈증(過脂血症)이라고 부른다. 이 중에서 콜레스테롤만 높은 상태를 과콜레스테롤혈증, 중성지방만 높은 상태를 과중성지방혈증이라고 부르고 두 가지 모두 높은 경우에는 과지혈증이라고 부른다. 통상적으로 쓰는 고지혈증이란 말은 지나치다는 의미를 제대로 전달해 주지 못하고 있으므로 과지혈증이라고 불러야 한다고 생각한다.

위의 내용을 토대로 자신의 혈관이 어느 정도로 동맥경화증이 진행되어 있는지를 짐작해 보는 것도 가능하다. 자신의 혈압과 혈액 중의 콜레스테롤과 중성지방의 수치를 확인한 후에 이 상태가 얼마나 오래 지속되었는지를 근거로 현재 자신의 동맥경화증이 어느 정도로 진행되었는지를 추정하면 된다.

동맥경화증이 초래하는 문제들

동맥이 좁아지면 통과하는 혈액의 양이 감소하고 이를 해결하기 위해서 혈압이 올라간다. 혈압이 올라가서 혈액을 더 많이 공급해도 여전히 혈액량이 부족할 때는 뇌와 콩팥이 서서히 죽어간다. 이런 현상이 치매, 파킨슨병, 만성신부전증이다.

혈관이 심하게 좁아지면 그 곳에 피가 응고되어 혈전(피떡)이 생기고 혈관이 막히게 된다. 혈액은 원래 끈끈한데 지방성분이 많아지면 원래보다 훨씬 더 끈끈해진다. 거기에 더해 혈관마저 좁아져 있으니 피가 엉길 수밖에 없다. 혈관의 탄력성이 떨어져 있는 상황에서 혈압마저 지나치게 높아지게 되면 혈관이 파열되는 경우도 생긴다. 겨울철에 물이 들어 있는 쇠파이프와 고무호스 중에서 쇠파이프가 더 잘 얼어 터지는 이치와 같다. 고무호스는 늘어날 수 있는 탄력성이 있지만 쇠파이프는 딱딱하기 때문이다. 동맥경화증은 이처럼 치명적인 결과를 가져오기 때문에 '은밀한 살인자'라고 불리기까지 한다.

동맥경화증은 어릴 때부터 시작된다

동맥경화증은 식습관에 따라 생기기도 하고 안 생기기도 하며 빨리 시작하기도 하고 늦게 시작하기도 한다. 뿐만 아니라 빠른 속도로 진행되기도 하고 천천히 나빠지기도 한다. 동맥경화증은 콜레스테롤과 중성지방이 많은 식품을 언제부터 얼마나 많이 또 얼마나 오랫동안 먹었느냐에 따라 정도가 달라진다.

현재 우리나라 사람들의 평균적인 식생활습관을 유지했을 경우, 10세 전후부터 동맥경화증이 발생하는 것으로 알려져 있다. 심각하게 생각해야 할 대목이다.

동맥경화증은 '침묵의 병'이다

동맥경화증은 혈관이 꽤 좁아질 때까지 겉으로 나타나는 증상이 없다. 조금 좁아진 정도는 충분히 감당할 수 있을 만큼 혈관이 상당히 여유 있게 만들어져 있기 때문이다. 이런 이유 때문에 동맥경화증이 진행되는 시점과 증상의 출현 사이에는 상당한 시차가 있다.

동맥경화가 상당히 진행될 때까지 잘 모르고 지내는 것이 보통이고 혈압도 자신이 모르는 사이에 서서히 올라간다. 마치 가랑비가 내릴 때처럼 비를 맞는 줄도 모르고 있다가 결국 옷이 흠뻑 젖고 나서야 알아차리는 것과 같다. 동맥경화증의 이 같은 특징 때문에 고혈압을 침묵의 병이라고 부른다.

병의 시작과 증상의 출현 사이에 존재하는 시차 때문에 과다한 지방 성분이 동맥경화증을 만들고 동맥경화증이 원인이 되어 고혈압을 일으킨다는 사실을 인정하지 않는 실수를 범하고 있다. 피가 탁할 때 곧이어 고혈압이 생긴다면 인과관계를 쉽게 인정하겠지만 오래 걸리기 때문에 잘 깨닫지 못하는 것이다.

동맥경화증 초기에는 긴장을 하거나 몸을 움직인 후에 혈압이 올라갔다가 안정을 취하면 다시 정상으로 되돌아오는 정도로 약간 표가 날 뿐이다. 이후 동맥경화증이 상당히 진행되고 나면 항상 혈압이 높은 상태가 된다. 즉 고혈압으로 확인되었다면 이미 꽤 진행된 동맥경화증 상태라는 의미다.

이처럼 동맥경화증은 문제가 될 정도로 진행되기 전까지는 침묵을 지키는 병이다. 동맥경화증의 이런 점을 충분히 이해하지 않으면 경각심을 가질 수 없고 예방도 할 수 없으며 치료시기를 놓치게 된다.

동맥경화증은 노화현상이 아니다

　동맥경화증은 나이가 많아지면 피할 수 없이 생기는 현상이 아니라 나쁜 생활습관 특히 식습관이 축적되어 나타난 결과이다. 이 점은 고혈압을 예방하고 치료하는 데에 있어서 매우 중요하다. 동맥경화증이 노화과정이라면 고혈압이 생기는 것은 손을 쓸 수 없는 문제일 테지만 나쁜 식습관 때문에 생기는 문제라면 얼마든지 예방과 치료가 가능하기 때문이다.

　고혈압은 보통 나이가 많아진 후에 나타나는 증상이기 때문에 노화가 원인이라고 생각하는 것이 일반적이다. 그러나 혈액 내의 지방성분만 높지 않으면 나이가 많아도 동맥경화증은 잘 생기지 않는다. 오히려 나이가 어려도 피가 탁하면 동맥경화증이 생기게 되어 있다. 그러므로 나이가 고혈압을 일으키는 위험인자라는 말은 옳지 않다.

동맥경화증은 눈에 보이지 않는다

　동맥경화증이 있는지 여부를 눈으로 확인하는 것은 쉽지 않다. 큰 혈관이 좁아져 있는지 어떤지는 혈관촬영을 하면 금방 알 수 있지만 눈에 보이지 않을 정도로 아주 작은 동맥에 발생한 동맥경화증은 확인할 방법이 없다. 동맥경화증은 모든 크기의 동맥에 다 생길 수 있지만 작은 동맥에 발생한 경우에 더 심각한 문제를 일으킨다. 소동맥은 직경이 0.03mm 정도인데, 맨눈으로는 볼 수 없을 정도로 가늘기 때문에 이 부분에 동맥경화증이 있는지를 검사로 알기는 아직까지 불가능하다. 또 그 검사라는 것이 혈압을 측정하는 것과 같이 용이한 것도 아니다. 그러나 고혈압의 원인이 바로 동맥경화증이기 때문에 고혈압이 있다는 사실만으로 동맥경화증이 있다고 단정해도 크게 틀리지 않다.

눈에 보이지 않는다는 이유로 전문가들 사이에서조차 동맥경화증이 발생했다는 사실을 인정하지 않으려는 경향이 있다. 이 같은 경향 때문에 고혈압의 90~95% 정도가 원인을 알 수 없는 고혈압으로 분류되어 있는 실정이다.

소동맥경화증이 더 큰 문제를 일으킨다

굵은 혈관보다는 가는 혈관이 동맥경화에 의한 혈류 감소가 더 심하다. 내경(內徑, 안지름)이 5mm인 혈관 내벽에 두께 1mm의 기름때가 생겼을 때와, 내경이 3mm인 혈관 내벽에 두께 1mm의 기름때가 생겼을 때를 비교해 보자. 모든 혈관은 같은 피가 지나가기 때문에 동일한 변화가 생길 것이므로 큰 혈관이나 작은 혈관이나 기름때의 두께가 동일하다고 가정해도 무리가 없을 것이다.

큰 혈관의 경우 남은 부분의 직경이 3mm이고 작은 혈관은 1mm이다. 굵은 혈관의 단면적은 $25mm^2$에서 $9mm^2$로 줄어들었고 가는 혈관은 $9mm^2$에서 $1mm^2$로 줄어들었다. 통과하는 혈액의 양은 단면적에 비례하기 때문에 굵은 혈관은 64%가 줄어든 반면 작은 혈관은 89%가 줄어들게 된다. 이 사실에서 알 수 있듯이 동맥경화증으로 인한 혈행(血行) 감소는 큰 혈관보다 작은 혈관에서 더욱 심각하게 나타난다.

뿐만 아니라 혈액이 흘러갈 때 혈관 벽과의 마찰 때문에 지름이 큰 혈관보다는 작은 혈관의 저항이 더 크다. 동맥경화증으로 혈관이 좁아지면 좁아진 것 자체 때문에 혈행이 줄어드는 것뿐만 아니라 마찰이 증가하여 혈행이 감소하는 이중의 피해가 생긴다.

동맥경화증의 정도는 균일하지 않다

동맥경화증은 모든 동맥에 발생하지만 그 정도는 위치에 따라 다를 수 있다. 어떤 부분은 특히 더 좁아져 있고 다른 부분은 정도가 덜 할 수도 있다. 몸의 다른 부위는 괜찮은데 뇌로 들어가는 경동맥에만 특히 더 많은 기름때가 끼어 혈액 공급이 부족해지는 현상이 생길 수 있고, 심장 동맥에만 같은 현상이 생길 수도 있다.

동맥경화증은 되돌릴 수 있다

동맥의 벽에 달라붙어 있는 죽과 같은 기름때는 혈액 중의 콜레스테롤과 중성지방이 충분히 낮아지면 녹아서 없어진다. 일반적으로 한 번 생긴 기름때는 쉽게 없어지지 않는 것으로 알려져 있는데, 이는 콜레스테롤과 중성지방을 필요 최저 수준으로 대폭 낮추지 않았기 때문에 생기는 오해다. 동맥경화증은 동물성 식품을 먹는 식습관 때문에 생기는 병이므로 모든 동물성 식품을 끊고 식물성 식품만 먹으면 빠른 속도로 사라진다.

간혹 기름때가 오래 되어서 굳어지는 섬유화나 석회화 현상이 일어나게 되면 그때는 아무리 콜레스테롤과 중성지방의 수치를 낮춘다고 해도 동맥경화증이 없어지지 않는다.

동물성 식품이 동맥경화증을 만든다

고혈압은 동맥경화증 때문에 생기고 동맥경화증은 과지혈증 때문에 생긴다. 이는 과지혈증이 생기지 않도록 하면 고혈압이 발생하지 않는다는 얘기나 마찬가지다. '음식이 피가 되고 살이 된다'는 말이 있다. 피의 내용물이 음식으로부터 만들어진다는 의미다. 무엇을 먹느냐에 따라서 피의 내용이 달라지기 때문에 건강한 피를 유지하기 위해 음식을 가려먹지 않으면 안 된다. 그럼 지금부터 어떤 음식이 과지혈증을 일으키는지 하나씩 살펴보도록 하자.

혈액에 들어 있는 지방성분

혈액 내에는 몇 가지 지방성분이 들어 있다. 그 중에서 동맥경화증과 관련하여 중요한 것은 콜레스테롤과 중성지방이다. 이 중 콜레스테롤은 몸에서 만들어지는 성분이므로 절대로 먹어서는 안 된다. 먹는 만큼 해를 끼친다. 콜레스테롤은 모든 동물성 식품에만 들어 있고 식물성 식품에는 전혀 들어 있지 않은 물질이다. 결국 모든 동물성 식품은 사람이 먹을 대상이 아니라는 얘기다.

중성지방 역시 몸에서 만들어지는 성분이기 때문에 원칙적으로 먹어서는 안 된다. 그러나 식물성 식품에 들어 있는 정도의 소량 섭취는 문제가 되지 않는다. 중성지방은 어떤 음식이든지 많이 먹을 때 높아지는 물질인데, 특히 동물성 식품을 먹을 때 쉽게 증가한다. 따라서 동물성 식품 섭취를 삼가고 식물성 식품도 건강하게 야윈 상태를 유지하도록 적게 먹어야 한다.

동물성 식품은 과지방 식품

모든 동물성 식품에는 동맥경화증과 관련이 있는 성분인 콜레스테롤과 중성지방이 들어 있다. 흔히 살코기에는 지방이 없거나 아주 적게 들어 있을 거라고 추측하곤 하는데, 사실은 상당히 많은 지방이 들어 있다. 수분을 제외한 무게비율로 소살코기에는 13.5%, 돼지살코기에는 17.3%, 닭살코기에는 17.9%나 되는 지방성분이 들어 있다. 지방이 많이 들어 있는 삼겹살의 경우에는 67.8%나 들어 있다. 이 지방성분의 대부분이 중성지방이며, 그 나머지를 차지하는 것이 불포화지방산과 콜레스테롤이다. 콜레스테롤이 적게 들어 있기는 하지만 그렇다고 안심해서는 안 된다. 콜레스테롤은 일단 몸에 들어오면 아주 오래 머물기 때문에 소량이라도 섭취해서는 안 되기 때문이다.

내장고기가 특히 해롭다

한국인들은 서구인들과 달리 동물의 내장고기를 많이 먹는다. 간, 소장(곱창), 대장(막창) 등 한국인들이 즐겨 먹는 부분에는 지방이 특히 많이 들어 있다. 수분을 제외한 무게비율로 소곱창에는 60.5%, 소막창에는 81.9%의 지방이 들어 있다. 소의 간에 들어 있는 지방량은 12.7%로 살코기와 비슷한 수준이지만 콜레스테롤은 다른 어느 부위보다 많이 들어 있다. 이런 사실을 생각하면 고혈압을 예방하기 위해 내장고기는 절대로 먹지 말아야 한다.

사는 형편과 고혈압

고혈압은 잘 사는 나라나 못 사는 나라나 어디든지 생기는 병이다. 하지만 경제적인 형편이 나을수록 비례해서 많이 발생한다. 일반적으로 경제적인 사정이 나은 나라는 위생에 관한 지식도 있고 사회 보건 환경이 더 낫고 영양상태도 좋으며 의료시설도 더 좋아서 병이 적게 생길 것이라고 생각되지만, 고혈압은 이런 예상과 반대로 경제적으로 앞선 나라에 더 많이 발생한다. 그래서 고혈압을 '선진국형 전염병'이라고 부르기도 한다.

고혈압은 여러 가지 원인으로 발생하지만, 그 중에서 가장 큰 영향을 미치는 것이 음식이다. 해로운 음식이 동맥경화증을 일으켜 고혈압을 만들기 때문이다. 힘들게 살 때는 밥과 나물반찬 정도가 전부였던 밥상이 동물성 식품과 가공식품들로 가득 차게 되었다. 고기반찬이 없으면 밥이 안 넘어간다는 사람, 고기를 안 먹으면 힘을 못 쓴다는 사람, 고기가 없으면 사는 재미가 없다는 사람, 고기를 못 먹게 하는 것이 스트레스가 된다는 사람 등 식생활이 온통 고기로 점령되어 있는 것이 현실이다.

경제적 여유가 가져다 준 풍요로운 식단이 고혈압을 일으키고 있는 현실을 보면서 진정으로 잘 먹고 잘 산다는 것이 무엇인지를 다시 한 번 생각하게 한다. 여유 있게 살되 못살던 시절에 먹던 것을 먹어야 한다. 동물성 식품이 없는 소박한 밥상만이 고혈압을 예방할 수 있다.

동맥경화증을 외면하고 있는 현대의학

　현대의학은 동맥경화증이 고혈압의 원인 중 하나라는 사실을 어느 정도 인정하고 있다. 하지만 여전히 실제보다 훨씬 축소된 비중으로 받아들이고 있어서 문제다. 아직까지 원인미상으로 생각하고 있는 1차성 고혈압(본태성 고혈압)이 사실은 동맥경화증 때문에 발생하는 것임에도 불구하고 이것을 원인으로 인정하지 않고 있는 것이 현실이다. 그래서 다른 곳에서 원인을 찾아 왔고 지금도 그렇게 하고 있다.

　동맥경화증이 고혈압의 가장 중요한(거의 절대적인) 원인이냐 아니냐 하는 것은 매우 중대한 문제다. 왜냐하면 이것이 원인이 아니라면 아직까지 현대의학이 고혈압의 대부분을 차지하고 있는 1차성 고혈압의 원인을 모르고 있다는 부끄러운 상황이 되기 때문이다. 뿐만 아니라 심각한 문제를 야기하는 고혈압의 진짜 원인을 찾기 위해 시급히 노력하지 않으면 안 된다.

지금부터 동맥경화증이 고혈압의 명백한 원인임에도 불구하고 현대의학이 이를 애써 외면하는 이유를 살펴보자.

동맥경화증은 거의 모든 사람에게 있는 현상이다

동맥경화증은 나이가 많아지면 없는 사람이 없다고 할 정도로 대부분의 사람들에게 나타나는 보편적인 현상이다. 이런 이유로 동맥경화증을 병으로 보지 않고 노화현상의 하나로 보는 시각이 있다.

평균수명이 비교적 짧았던 과거에는 지금보다 짧게 살고 생을 마치는 것을 당연하게 보았고 비정상적이라고 생각하지 않았다. '더 오래 살 수도 있었는데 병 때문에 죽었다'거나 '건강관리를 잘못해서 젊은 나이에 죽었다'고 말하는 나이가 지금보다 훨씬 젊었다. 그러나 몇 십 년 전에 비해 평균 수명이 20년 이상 늘어난 지금, 만약 예전의 평균수명 정도에 사망하는 사람이 있다면 어떤 생각이 들까? '몸에 이상이 있었거나 고치지 못할 병이라도 있었던 모양이다' 라고 말할 것이다.

남과 비슷하면 정상이라고 생각하기 때문에 이런 현상이 발생한다. 대다수의 사람들이 잘못된 상태일 수도 있다는 점을 생각하지 않으면 안 된다. 모든 사람이 동맥경화증이 있다고 해서 그게 정상이 될 수는 없다. 모든 사람이 동맥경화증을 갖고 있다면 모든 사람이 환자다. 거의 모든 사람이 동맥경화증을 갖고 있으니 그게 고혈압의 원인일 수는 없다고 말하는 것은 옳지 않다.

원인 성분의 기준치가 너무 느슨하게 설정되어 있다

동맥경화증을 일으키는 원인 물질은 혈액 중에 포함된 과도한 콜레스테롤과 중성지방이다. 현대의학은 이 두 성분의 정상 기준치를 너무 높게 설정해 놓았다. 이러한 기준치 때문에 실제로는 동맥경화증이 진행되고 있지만 괜찮은 것으로 오인한다. 문제가 될 수준이 아니라고 생각했는데 고혈압이 생겨 있으니 다른 곳에서 원인을 찾을 수밖에 없다. 정상으로 알려져 있지만 사실은 비정상인 상태가 오랜 시간 방치됨으로 인해 동맥경화증을 거쳐 고혈압이 발생하게 되는 것이다.

일반적으로 콜레스테롤이 200mg/dL를 넘어야 비정상인 것으로 인정하고 있으나 여러 연구결과에 의하면 150mg/dL 이상이 되면 동맥경화증이 진행된다고 보는 견해가 지배적이며, 가장 바람직한 수준은 130mg/dL 정도다. 그러나 사실상 150mg/dL 이하로 유지하기 위해서는 완전한 채식주의자가 되어야만 가능한데, 안타깝게도 극단적인 채식주의는 위험하다고 잘못 알려져 있는 게 현실이다.

중성지방에 관해서도 마찬가지다. 혈중 중성지방이 200mg/dL(근래에는 150mg/dL으로 낮추는 경향이 있다)를 넘어야만 비정상으로 인정하고 조치를 취한다. 하지만 바람직한 수치는 이보다 훨씬 낮은 70mg/dL 정도이다. 그러나 이렇게 낮은 수치를 유지하는 사람이 드문 것이 현실이다. 내부분의 사람들이 높은 중성지방 수치를 가지고 있으면서도 당장 어떤 병이 생기지 않는다는 이유로 '이 정도는 동맥경화증의 원인이 되지 않을 것'이라며 지나쳐 버린다.

대다수 사람들의 혈중 지방수치가 높은 상태이니 이를 당연하고 정상적인 것으로 간주하는 데에서 문제가 발생한다. 동맥경화증이 생기고 고혈압이 발생하는데도 지방수치에는 문제가 없다고 생각하고 다른 데서 원인을 찾는 것이 현실이다. 그러다 보니 뚜렷하게 드러나는 것이 나타날 리 없고, 아직까지 원인을 모른다며 두 손을 들고 있는 것이다.

동맥경화증과 고혈압 발현 사이에는 상당한 시차가 있다

동맥경화증으로 인해 혈관이 좁아지기 시작해도 당장 혈압이 올라가지는 않는다. 혈관은 그만큼 여유 있게 만들어져 있기 때문에 상당히 많이 좁아질 때까지는 혈압에 이상이 나타나지 않는다. 그러다가 육체노동이나 운동을 하거나 스트레스를 받게 되면 금방 혈압이 올라가는 양상을 보인다. 이런 현상이 동맥경화증이 발생했다는 증거임에도 불구하고 활동이나 스트레스에 의한 일시적인 현상일 뿐, 고혈압이 생기는 징조로는 보지 않는 것이 일반적인 시각이다.

운동이나 등산을 할 때처럼 심하게 몸을 움직이게 되면 평온한 상태에서 공급되는 혈액량의 약 5배 정도까지 혈액이 공급된다. 그만큼 혈액이 많이 통과해야 하기 때문에 평온할 때 드러나지 않던 문제가 비로소 드러나게 된다.

고혈압의 일반적인 발생 양상을 보면 정상이던 사람이 어느 날 갑자기 혈압이 높게 나타나는 경우는 거의 없다. 보통 때는 혈압이 정상이다가 긴장하거나 잠이 부족하거나 활동한 직후에 혈압이 올라갔다가 안정을 취하면 다시 정상으로 되돌아오는 상태가 일정기간 지속된다. 그러다가 나중에 가서는 평온한 상태에서도 지속적으로 혈압이 높은 상태가 된다.

혈관이 어느 정도 좁아진 상태가 될 때까지 동맥경화증 성분이 상승하는 것을 간과한 채, 단순히 혈압이 오르지 않았다는 이유로 동맥경화증을 고혈압의 원인으로 간주하지 않는 것이 문제다. 콜레스테롤과 중성지방이 상승하자마자 고혈압이 발생한다면 이들이 고혈압의 원인 물질임을 금방 알아차리겠지만, 이 성분들이 상승하고 나서 상당한 시간이 흐른 뒤에 비로소 고혈압이 나타나는 까닭에 인과관계가 없다는 생각을 하게 된다.

동맥경화증이 생기는 식생활을 문제 삼지 않는다

동맥경화증은 동물성 식품을 먹을 때 발생하는 병이기 때문에 식물성 식품만 먹는 사람들에게는 생기지 않는다고 해도 크게 틀릴 것이 없다. 고혈압을 예방하기 위해서 동물성 식품을 아예 입에 대지 않으면 되겠지만, 대다수 사람들은 이런 식생활을 원치 않는다. 먹고 즐기고 싶은데 이런 음식이 고혈압의 원인이 된다는 주장에 귀 기울이는 이들이 있을 리 없다. 무의식적으로 거부한다.

지나치지만 않다면 동물성 식품은 몸에 필요한 것이라는 생각이 지배하고 있기 때문에 동물성 식품을 먹지 않는 삶을 상상조차 하지 않는다. 이러한 시대사상의 영향으로 어느 정도까지의 동맥경화증은 살아가면서 피할 수 없는 것이라고 생각하게 되었고, 같은 이유에서 동맥경화중이 고혈압의 원인이 된다는 사실을 인정하고 싶어 하지 않는다. 동물성 식품을 먹지 않으면 안 된다는 도도한 흐름을 거슬러서 반대의 목소리를 낼 엄두가 나지 않을 뿐더러 그런 확신이 없기 때문에 이러한 현상이 시대의 보편적인 것이 되어 버렸다.

유전적으로 고혈압이 생길 수도 있다

콜레스테롤이 높은 경우는 두 가지가 있다. 동물성 식품을 많이 먹어서 높은 경우와 유전적으로 높은 경우다. 유전적으로 높은 사람이 동물성 식품을 많이 먹을 경우에는 더욱 더 높아진다. 유전적으로 콜레스테롤이 높아 고혈압이 발생하는 것을 가족성 고혈압이라고도 부른다.

유전성 고혈압
자신이 고혈압이면서 부모나 조부모가 고혈압이거나 형제자매 중에 고혈압을 가진 사람들이 많은 집안이 있다. 뿐만 아니라 고혈압과 관련이 있는 뇌혈관병, 치매, 심장혈관병 등으로 조기에 사망하거나 장애가 된 가족이 많이 있는 경우에 이를 유전성 고혈압 혹은 가족성 고혈압이라고 부른다. 고혈압을 일으킬 수 있는 요인이 유전되기 때문에 발생하는 문제다. 원인을 잘 알 수 없는 병으로 일찍 사망한 가족이 있는 경우에도 유전성 고혈압이 있지 않은지 확인해 보는 것이 좋다.

가족 구성원 모두가 유전적으로 고혈압이 될 형질을 타고나는 것이 아니라 물려받는 사람도 있고 그렇지 않은 사람도 있다. 부모로부터 직접 물려받을 수도 있고 조부모로부터 물려받을 수도 있다. 윗대로부터 물려받은 이 같은 상태를 고혈압 체질이라고 부르기도 한다. 유전적으로 혈압이 높은 이유는 콜레스테롤과 (혹은) 중성지방이 선천적으로 많이 만들어지기 때문이다.

콜레스테롤이나 중성지방이 높은 경우에는 그 원인이 선천적인지 아니면 후천적인지를 반드시 확인해 보아야 한다. 동물성 식품을 전혀 먹지 않고 몇 개월이 지난 다음에 검사를 해 보면 알 수 있다. 유전적으로 고혈압 체질을 물려받은 사람은 동물성 식품을 먹지 않는데도 불구하고 콜레스테롤과 중성지방이 상당히 높다. 콜레스테롤과 중성지방 수치가 250 이상인 사람이 대부분이며 젊은 나이에 고혈압이 발생한다.

유전성 과콜레스테롤혈증 혹은 과중성지방혈증은 반드시 약을 복용해야 한다. 동물성 식품을 먹지 않아도 만족할 만한 수준까지 내려가지 않으므로 약 복용이 필수적이다. 동물성 식품을 금하고 콜레스테롤과 중성지방을 내리게 하는 약을 복용하면 혈압은 서서히 하강한다.

가족 습관성 고혈압

유전되는 것으로 보일 정도로 한 가족 내에 여러 사람이 고혈압을 가진 경우를 흔히 보게 되는데, 이런 가족들 중 유전이 아닌 경우도 많다. 고혈압은 동물성 식품을 즐겨 먹을 때 발생하는 것으로 가족 모두가 동물성 식품을 많이 먹는 습관이 있을 때는 집단적으로 고혈압이 발생할 수 있다. 외형적으로는 유전적으로 대물림하는 것으로 보이지만 사실은 습관을 대물림하기 때문에 생기는 현상이다.

고혈압은 몸의 이상을 알리는 경보다

몸에 세균이 침입하여 염증이 생기면 체온이 올라가고, 뼈가 부러지면 심한 통증이 생긴다. 짠 음식을 먹으면 갈증이 생기며, 산소가 희박해지면 호흡이 빨라진다. 이 밖에도 우리 몸에는 내부에 이상이 생겼음을 증상으로 알려주는 경보체계가 무수히 많다.

체온이 올라가는 것은 몸의 어딘가에 염증이 생겼다는 신호이며, 통증이 느껴지면 그 부분에 뭔가 문제가 생겼다는 것을 알려주는 경보임을 알아야 한다. 자꾸 물이 당기면 너무 짜게 먹었다는 것을 알아야 하고, 숨이 차면 산소가 충분한 곳으로 이동해야 한다는 것을 알아야 한다.

이 경보기들은 몸 어딘가에 문제가 생겼으니 더 심각해지기 전에 속히 해결해야 한다는 것을 알려주는 안전장치다. 이 경보 기능은 몸을 보호하기 위한 장치이지 사람에게 해를 끼치거나 괴롭히기 위한 장치가 결코 아니다.

고혈압이라는 경보기

혈압이 올라간다는 말은 혈관, 특히 뇌와 콩팥으로 통하는 혈관이 좁아지고 있다는 신호다. 뇌와 콩팥으로 가는 혈관이 좁아지면 혈액공급량이 부족하게 되고 결과적으로 뇌와 콩팥 조직이 상하게 된다. 이 두 장기는 생명을 유지하기 위해 대단히 중요하기 때문에 어떠한 일이 있어도 혈액공급이 부족해지지 않도록 다양한 안전장치들이 마련되어 있다. 혈관이 좁아질 경우, 압력을 높이면 혈액공급량이 증가한다는 것을 몸 스스로 알고 있기 때문에 혈관이 좁아지면 혈압이 올라가게 되어 있다. 혈압이 올라가는 것은 뇌와 콩팥에 혈액을 공급하는 동맥이 좁아졌다는 것을 알려주는 경보다.

경보기를 꺼버리는 어리석음

경보가 울리는 것은 위험이 생겼다는 것을 누구나 알 수 있도록 공개적으로 알려주는 것이다. 그리하여 신속히 조치를 취해줄 것을 요구한다. 경보기는 붉은색과 같이 자극적인 색깔을 나타내거나 사이렌과 같이 시끄러운 소리를 내서 눈을 피로하게 하고 귀를 괴롭힌다. 이것을 즐기는 사람은 아마 아무도 없을 것이다.

현명한 사람은 경보기가 작동할 때 어디에 어떤 문제가 발생했는지 신속하게 살피기 시작한다. 경보기가 신경을 거스르게 한다고 꺼버리는 사람은 제정신이 아님이 분명하다. 초기에 잡을 수 있는 문제를 더 키우게 되어 심각한 피해를 입기 때문이다. 따라서 고혈압에 무분별하게 인위적으로 압력을 내리는 조치는 보다 더 신중해져야 한다.

중요한 두 장기

몸에 있는 장기치고 중요하지 않은 게 없지만 그 기능에 따라서 중요도에는 약간의 차이가 있다. 그 차이를 보여주는 척도 중 하나가 바로 산소를 얼마나 소비하느냐 하는 점이다. 산소는 음식물이 에너지로 변화할 때 필요한 것으로 산소가 얼마나 소모되는가를 가지고 그 장기가 얼마나 많은 에너지를 필요로 하는가를 짐작할 수 있고 활동량도 가늠하게 된다. 산소는 혈액을 통해서만 공급되기 때문에 산소 소비가 많다는 말은 혈액이 그 만큼 많이 공급된다는 뜻이다.

심장은 평온한 상태에서 1분에 약 5리터의 혈액을 펌프질 하는데 이것을 심박출량이라고 부른다. 그럼 여기서 심장이 내보낸 혈액이 많이 보내지는 중요한 두 장기인 뇌와 콩팥에 대해 살펴보도록 하자.

① 뇌

뇌의 무게는 약 1,200그램으로 몸무게의 2% 정도에 불과하지만 뇌가 필요로 하는 혈액은 심박출량의 약 20%를 차지한다. 크기에 비해 10배나 많은 혈액을 공급받는 셈이다. 뇌의 이러한 특성 때문에 혈액공급이 부족할 때 그 어느 장기보다 먼저 그리고 가장 심각하게 손상을 입는다. 그렇기 때문에 몸은 뇌의 혈액공급을 유지하고 위험으로부터 보호하기 위해 모든 수단을 동원하게 되는데, 그 중 하나가 혈압을 올리는 것이다. 그러므로 혈압이 올라가면 일단 뇌에 혈액공급이 부족하지 않은지 먼저 살펴보아야 한다.

②콩팥

콩팥은 중간 크기의 감자와 비슷한 120~140그램 정도의 무게가 나간다. 좌우 옆구리에 하나씩 있어서 둘을 합치면 260그램 정도로 체중의 0.5%에도 못 미치지만 심박출량의 20~25%나 되는 많은 혈액을 공급받는다. 덩치에 비해서 40~50배나 되는 피를 공급받는 기관이다. 그러므로 콩팥에 혈액공급이 부족해지는 동맥경화증이 생기면 몸은 매우 민감하게 반응하여 혈압을 올려서 필요한 만큼의 혈액을 공급하려고 한다. 그러므로 고혈압이 발생하면 콩팥에 혈액공급이 부족하지 않은지 먼저 살펴보아야 한다.

몸은 이처럼 뇌와 콩팥에 혈액공급이 부족하지 않도록 아주 예민하게 반응한다. 두 장기가 혈액의 절반 가까이를 공급받으며 중요한 기능을 수행하기 때문이다. 뇌와 콩팥 혈관에 동맥경화증이 생기면 몸이 알아서 혈압을 높여 혈액이 원활하게 공급되도록 조치를 취한다. 따라서 혈압이 높아졌다면 뇌와 콩팥에 혈액공급이 부족해졌을 것을 염두에 두어야 한다.

콜레스테롤을 모르면 고혈압을 알 수 없다

콜레스테롤을 모르고서는 고혈압을 알 수 없다고 해도 과언이 아니다. 지나치게 높은 콜레스테롤이 동맥경화증을 만들고 이어서 고혈압으로 나타나기 때문이다. 콜레스테롤은 고혈압을 이해하는 핵심에 자리 잡고 있다. 그럼에도 불구하고 콜레스테롤에 대해서 올바르게 이해하고 있는 사람은 아주 드물다. 이런 이유 때문에 콜레스테롤에 관해 좀 장황하다고 보일 만큼 자세하게 살펴보지 않을 수 없다.

콜레스테롤은 어떤 물질인가

생활습관병의 원인으로 자주 언급되어서인지 콜레스테롤을 몸에 해로운 물질로 생각하는 사람들이 있는데, 콜레스테롤은 몸속에서 여러 가지 중요한 역할들을 하기 때문에 적당량 있어야 하는 필수 성분이다.

콜레스테롤은 몸에서 만들어지며 혈액 내에 일정 수준으로 늘 존재한다. 문제는 필요 이상으로 많을 때다. 이 성분이 높아지면 동맥경화증을 만들고 결과적으로 고혈압을 유발한다.

전문가들 가운데 혈액에 있는 콜레스테롤의 약 70%가 우리 몸속에서 만들어지고, 나머지 30%는 음식물로 섭취해야 한다고 주장하는 사람들도 있는데,* 콜레스테롤은 몸에서 만들어지는 양만으로도 전혀 부족하지 않다. 흔히 콜레스테롤을 '적당히 먹어야 한다'는 주장을 하는 사람들이 있다. 그러나 이는 '어느 정도 음식으로 먹고 있다'는 말일 뿐, 일부러 찾아 먹어야 한다는 말은 아니다. 이 점을 명확히 이해하지 않으면 안 된다. 콜레스테롤을 적당히 먹는 것이 좋다는 전제를 갖고 있으면 일체의 동물성 식품을 먹어서는 안 된다는 주장에 대해 '극단적'이라는 비판을 하게 된다.

콜레스테롤의 정상치

혈액 중의 콜레스테롤 수치는 혈액 100ml 중에 포함된 콜레스테롤의 양을 mg으로 표시하는데 130 전후가 표준이다. 그러나 불행하게도 200을 넘지 않으면 정상이라는 전문가들의 그릇된 기준 때문에 일반인들이 큰 피해를 보고 있다. 정상이 아닌 것을 정상으로 오해하게 함으로

---

* 어떤 이들은 콜레스테롤의 절반이 몸에서 만들어지고 나머지 절반은 음식을 통해 섭취해야 한다고 주장하기도 한다.

써 병이 진행되고 있는데도 괜찮은 것으로 안심하게 만들고 있다.

그렇다면 왜 콜레스테롤 표준치는 130 전후가 되어야 하는가? 필자가 이 같은 주장을 하는 근거는 다음과 같다.

첫째, 일반적으로 몸에서 만들어지는 성분은 몸이 알아서 적절한 양을 만들어내기 때문에 그와 같은 성분을 인위적으로 섭취해서는 안 된다. 이런 원리에 따라 콜레스테롤도 필요한 만큼 정확하게 몸에서 생산되기 때문에 조금이라도 먹어서는 안 된다. 콜레스테롤이 들어 있는 식품을 일체 먹지 않을 때 콜레스테롤 수치가 130 전후로 유지되는 것으로 보아 이 수치를 정상이라고 보아야 한다.

둘째, 혈액 중의 콜레스테롤 수치와 혈관 관련 질병 발생률은 비례한다. 높을수록 많이 발생하고 낮을수록 적게 발생하는데 130까지 내려갔을 때 발병률이 가장 낮다는 사실이 확인되었다.

자신은 거의 고기를 먹지 않는다고 생각하는 사람들의 콜레스테롤 수치가 170 정도이고 남들과 비슷하게 고기를 먹는 사람의 수치는 190 전후가 된다. 참고로 최근 우리나라 국민의 콜레스테롤 평균치가 190 정도다. 콜레스테롤이 130까지 낮아지면 동맥경화를 일으킬 가능성이 줄어드는 것은 물론이고 혈관 관련 질병도 정비례하여 낮아진다. 바꾸어 말하면 130에서 상승할수록 혈관 관련 질환(허혈성 심장질환 및 뇌혈관병)의 발생도 비례해서 증가한다. 건강하지만 130 이하인 사람도 드물게는 있으나 대부분은 130 이하로 내려가지 않는다. 이보다 더 낮은 경우는 음식을 못 먹어 영양실조 상태가 되었을 때이거나 콜레스테롤을 만들어내는 장기에 병이 있을 때다.

엉터리 기준치

현재 통용되고 있는 콜레스테롤 수치는 200 이하를 '바람직한 수준 (혹은 정상)', 200~239를 '경계 수준', 240 이상을 '높음'으로 분류하고 있다. 이 중 '정상'에 속하는 콜레스테롤 수치를 가지고 있다고 해도 그가 콜레스테롤과 관계된 병이 전혀 없거나 앞으로도 병이 발생하지 않는다는 것을 의미하지는 않는다. 그저 검사 당시에 콜레스테롤로 인한 병이 '확인되지 않은' 상태임을 의미할 뿐 '안전 수준'이라는 뜻은 아니라는 얘기다. 그러므로 자신이 '정상'에 속한다고 해도 무조건 안심해서는 안 된다.

소위 '정상'에 속하는 수치를 가진 사람들도 안전하지 않다는 것을 보여주는 여러 가지 사례가 있다. 심장발작을 일으킨 환자의 35%는 총 콜레스테롤 수치가 150~200 수준이었다는 발표*가 있었는데, 이를 통해 200 이하라도 문제가 발생할 수 있다는 것을 알 수 있다. 뿐만 아니라 총 콜레스테롤 수치가 200 이하인 사람들에게 콜레스테롤을 내리는 약물을 투여하였더니 심장혈관질환이 감소하였다는 보고도 있었다. 이 역시 수치가 200이 넘지 않아도 병이 생길 수 있다는 사실을 보여주는 증거라 할 수 있다.

현재 통용되고 있는 콜레스테롤 관련 지침에는 심혈관질환이 없을 때는 콜레스테롤이 200 이하면 문제가 없다고 되어 있는데, 심장이나 뇌 또는 콩팥에 이미 문제가 생겼을 때는 이보다 훨씬 더 낮아야 한다고

* Framingham Study

기준을 정해 놓았다. 일이 터지고 난 후에는 낮추어야 하고 병이 생기기 전에는 낮지 않아도 괜찮다는 지침인데 얼마나 우스꽝스러운가?

이처럼 현재의 과콜레스테롤 진단 기준치는 콜레스테롤을 많이 섭취하는 사회의 사람들을 기준으로 한 것이지 동맥경화증이 발생하지 않는 기준치가 아니다. 그 기준치 내에 속한다고 해서 동맥경화증이 발생하지 않는 것이 아니라 단지 발생 속도가 약간 느린 정도라는 사실을 알고 있어야 한다.

지금의 판정기준은 병을 예방할 수 있는 기준이 아니라 병을 키워서 치료하려는 기준에 불과하다. 따라서 현재 통용되고 있는 혈청 콜레스테롤 진단 기준은 근본적으로 재검토해야 할 정도로 신뢰할 수 없는 기준이다. 겨우 낙제를 면할 정도의 콜레스테롤 수치에 만족할 것이 아니라 우등에 속하는 수치를 목표로 해야 한다. 그러기 위해서는 기준치가 현재보다 훨씬 낮아야 하며 앞으로 그렇게 될 것으로 확신한다.

콜레스테롤 표준치를 충분히 낮추지 않는 이유

콜레스테롤은 130 전후에서 시작해서 수치가 증가할수록 심혈관계 질병이 증가한다. 그렇다면 콜레스테롤 표준치를 130으로 하는 것이 마땅한데 그렇게 충분히 내리려고 하지 않는 이유는 무엇일까?

첫 번째 이유는 일체의 동물성 식품을 먹지 않아야 130 정도가 되는데 이렇게까지 극단적으로 동물성 식품을 금하면 건강에 문제가 발생하지 않을까 하고 염려하기 때문이다. 동물성 식품을 일체 먹지 않는다는 것은 있을 수 없는 일이며, 그런 식의 가정은 아예 고려할 필요가 없다고 생각하고 있다. 그러나 동물성 식품을 전혀 먹지 않아도 아무 문제도 발생하지 않는다. 오히려 앓던 병이 낫고 건강해진다.

두 번째 이유는 체내 콜레스테롤의 기준을 정하는 전문가를 포함한 대부분의 사람들이 일체의 동물성 식품을 먹지 않는 생활을 원하지 않기 때문이다. 많은 사람들이 동물성 식품을 금하는 것을 삶의 중요한 즐거움을 빼앗는 일로 생각한다. 이는 획기적인 삶의 변화가 있지 않으면 불가능한 일인데, 아무도 그렇게 되기를 원치 않는 것이 현실이다.

콜레스테롤이 들어 있는 식품

콜레스테롤은 모든 동물성 식품, 즉 고기·생선·계란·우유와 이들을 원료로 하여 만든 가공식품에 들어 있다. 콜레스테롤의 양은 동물의 조직에 따라 차이가 나는데, 신경조직(뇌와 척수), 간, 창자(곱창, 대창), 피부, 알에 특히 많이 들어 있다.

기름기가 없는 살코기에는 콜레스테롤이 없을 것으로 생각하는 사람들이 많으나, 콜레스테롤은 세포를 구성하는 성분이기 때문에 기름 한 점 없는 살코기에도 콜레스테롤이 들어 있다.

동물성 식품과는 거리가 먼 것처럼 보이지만 사실은 동물성 성분이 포함된 식품들도 많이 있으므로 주의를 요한다. 예를 들면 버터, 크림, 드레싱, 마요네즈, 과자, 카스텔라 등에도 콜레스테롤이 함유되어 있다. 이런 식품들은 계란이나 우유를 재료로 해서 만들기 때문이다.

반면에 식물성 식품에는 콜레스테롤이 전혀 들어 있지 않다. 동맥경화증이 없는 건강한 혈관을 유지하고 싶다면 동물성 식품을 일체 먹지 말아야 한다.

콜레스테롤이 높으면 어떤 문제가 발생하는가

콜레스테롤이 높다고 금방 문제가 발생하는 것은 아니지만 낙숫물이 댓돌을 뚫는다는 속담처럼 약간 높은 상태라 할지라도 장기간 지속될 때에는 동맥경화증을 만든다. 동맥경화증은 고혈압을 비롯하여 심각한 혈관 관련 병들을 만들어 삶의 질을 떨어뜨리고 수명을 단축시킨다. 뇌혈관병(중풍), 파킨슨병, 치매, 심장혈관병(협심증, 심근경색증), 신부전증, 망막증과 같이 치명적인 병들이 이와 관련된 대표적인 질병들이다.

피가 탁하다는 말의 의미

피를 뽑았을 때 선홍색이 아닌 검붉은 색이 보이면 피가 탁하다는 말을 한다. 그러나 피가 탁하다는 말은 피의 색깔을 두고 하는 말이 아니다. 피를 뽑아 시험관에 넣어 가만히 두면 혈전과 혈청으로 분리된다. 혈청은 노란색이 감도는 맑은 액체다. 그런데 동물성 식품을 잔뜩 먹고 피를 뽑아 혈청을 분리하면 맑지 못하고 약간 뿌연 모습을 볼 수 있다.

일반적으로 피가 탁하다고 말할 때 실제로 혈청을 분리해서 그 색을 보고 말하는 것은 아닐 테고, 붉은 색깔에 가려서 잘 볼 수는 없지만 기름진 음식을 먹었으니 비계기름처럼 탁하게 되었을 거라고 상상한 데에서 유래한 말이 아닐까 싶다. 피가 탁하다는 것은 의학적으로 혈액 내에 지방성분이 기준 이상으로 높다는 것을 의미한다.

좋은 콜레스테롤과 나쁜 콜레스테롤

콜레스테롤은 지단백(지방과 단백질이 결합된 물질)의 형태로 혈액 속에 존재한다. 지단백에는 여러 종류가 있다. 그 중에서 저밀도 지단백은 간에서 세포로 콜레스테롤을 공급하는 역할을 하기 때문에 혈액의 콜레스테롤 수치를 증가시켜 동맥경화증을 일으킨다고 하여 '나쁜' 콜레스테롤로 통한다. 반면에 고밀도 지단백은 세포로부터 간으로 콜레스테롤을 회수하는 기능을 갖고 있기 때문에 혈중 콜레스테롤 수치를 낮춘다고 하여 '좋은' 콜레스테롤로 보고 있다.

그러나 이 둘은 모두 몸에 필요한 것이고 동물성 식품을 통해서 콜레스테롤을 따로 섭취하지만 않는다면 서로 균형을 이루기 때문에 좋고 나쁜 것이 따로 있다고 할 수 없다. 좋거나 나쁘다고 알려진 콜레스테롤이 실제로는 좋고 나쁜 성분이 아니라 모두 필요한 것들이다. 동물성 식품만 먹지 않으면 둘 다 좋은 콜레스테롤이다.

자신의 콜레스테롤 수치를 반드시 알고 있어야 한다

중년 이상의 연령인 사람들 중에 지금까지 한두 번 콜레스테롤 검사를 받지 않은 사람은 아마 없을 것이다. 그러나 특별히 수치가 높은 사람이 아니면 의사로부터 별다른 설명을 듣지 못하는 것이 현실이다. 이런 사정으로 인해 자신의 콜레스테롤 수치를 알고 있는 사람이 별로 없다. 그저 '정상' 이라거나, 아니면 '약간 높다' 거나 혹은 '많이 높으므로 조심해야 한다' 는 말을 듣는 정도가 고작이다.

그러나 콜레스테롤은 사람의 목숨이 걸린 중요한 성분이므로 자신의 콜레스테롤 수치를 반드시 알고 있어야 한다. 기록으로 남겨서 어떻게 변화하고 있는지를 꼼꼼히 챙겨야 한다.

몇 점짜리 콜레스테롤을 원하는가

혈액검사 후에 콜레스테롤 수치를 알려주면 환자들은 "정상치는 얼마입니까?"라고 되묻는다. 그럴 때 "당신은 몇 점짜리 콜레스테롤 수치를 원합니까?"라고 되묻기도 한다. 그러면 "그야 100점짜리지요."라는 대답을 하는 분들이 많다.

모든 사람들은 자신이 최고로 건강한 상태가 되기를 바란다. 그러나 검사결과는 정상이라거나 높다거나 하는 정도로 판정을 받게 된다. 같은 정상이라도 만족할 만한 수치가 있고 비정상에 속하지 않는 정도의 정상 상태도 있다. 그래서 가장 바람직한 콜레스테롤 수치가 얼마이고 자신은 어느 수준인지를 반드시 확인해야 한다. 콜레스테롤의 경우에는 수치가 130에 가까울수록 100점에 가깝고 수치가 올라갈수록 0점에 가깝다.

콜레스테롤을 낮추는 방법

동물성 식품을 많이 먹어서 콜레스테롤 수치가 높은 경우, 어떻게 하면 효과적으로 콜레스테롤 수치를 내려가게 할 수 있을까? 원리는 간명하다. 더 이상 몸에 들어오지 않게 하고 이미 체내에 존재하는 콜레스테롤을 속히 배출시키면 된다.

콜레스테롤을 섭취하지 않으려면 모든 동물성 식품을 금하면 된다. 콜레스테롤 배설을 촉진하기 위해서는 비타민 C와 식이섬유질을 많이 섭취해야 한다. 비타민 C는 신선하고 열을 가하지 않은 채소와 과일에 많이 들어 있고, 섬유질은 도정하지 않은 곡식과 채소와 과일에 들어 있다. 다시 말해 현미밥과 신선한 채소 반찬과 생과일 간식을 먹으면 콜레스테롤은 빠른 속도로 내려간다.

세계적으로 콜레스테롤을 내리기 위해 치열한 노력을 벌이고 있으나 결과는 영 신통치 않다. 콜레스테롤의 섭취를 줄이는 수준이 아니라 전혀 섭취하지 말아야 하는 원리를 모르고 있을 뿐만 아니라 동물성 식품을 먹으려고 하는 욕망을 포기하지 않기 때문이다.

과콜레스테롤혈증과 운동

과콜레스테롤혈증의 치료 방법 중 하나로 운동이 추천되고 있는데 근거가 있는 것인지 확인할 필요가 있다. 왜냐하면 콜레스테롤이 높은 사람들이 운동이 좋다는 소문을 듣고 운동에 관심을 빼앗기는 동안 정말 중요한 음식관리를 소홀히 하는 경향이 있기 때문이다.

운동은 근육활동에 필요한 에너지를 소비하는 것인데, 콜레스테롤은 에너지원으로 이용되지 않는 성분이다. 그러므로 콜레스테롤을 감소시킬 목적으로 운동을 하는 것은 옳지 않다.

콜레스테롤 측정

콜레스테롤 수치는 적은 비용으로 간단한 혈액검사를 통해서 확인이 가능하다. 보통은 10시간 정도 금식한 후에 검사를 해야 한다고 규정하고 있으나 금식하지 않고 검사하는 것이 더 정확할 것으로 보인다. 그 이유는 평소에 먹는 내용을 반영하기 위해서는 금식하지 않는 것이 옳기 때문이다. 콜레스테롤 수치는 고정되어 있지 않고 변하기 때문에 한 번 측정해서 130~150일 때는 2년 쯤 뒤에 다시 검사해 볼 필요가 있고, 150~200 사이일 때는 6개월쯤 뒤에 다시 한 번 검사해 볼 필요가 있다. 또 200이 넘어 투약을 할 때에는 매 3개월마다 검사를 해야 한다. 보통은 콜레스테롤 검사를 할 때 중성지방도 같이 검사한다. 중성지방도 동맥경화증을 만드는 주요 성분이기 때문이다.

콜레스테롤은 어떤 과정을 거쳐 없어지는가

필요 없게 된 콜레스테롤 중 아주 일부는 콜레스테롤 상태 그대로 담즙에 섞여서 배설되지만 대부분은 간에서 담즙산으로 바뀌어 십이지장으로 배설된다. 배설된 담즙산은 성분이 다소 바뀌어 99% 정도가 재 흡수되어 간에서 다시 담즙산으로 만들어져서 재 배설되고 또 다시 같은 과정을 거치는 순환이 계속된다. 매일 소실되는 콜레스테롤의 양은 매우 적어서 한 번 상승한 콜레스테롤은 아주 오랜 시간이 흘러야 정상 수준으로 되돌아간다.

콜레스테롤에 대한 얘기를 길게 한 이유는 고혈압 발생에 가장 핵심적인 역할을 하는 물질이 바로 콜레스테롤이기 때문이다. 콜레스테롤을 모르고서는 고혈압을 퇴치할 수 없다.

과다한 비계지방도 고혈압의 원인이다

과다한 중성지방이 심각한 문제를 일으킨다는 사실을 알게 된 지는 그리 오래되지 않았다. 콜레스테롤에 비해서 상대적으로 중요성을 등한시 하다가 비교적 최근에 와서야 폐해를 제대로 인식하게 되었으며, 그 대표적인 폐해가 고혈압이다.

중성지방은 어떤 물질인가

중성지방은 산성이나 알칼리성을 띠지 않고 중성을 띤다고 해서 붙여진 지방성분의 이름이다. 분자량에 따라 액체일 수도 있고 고체일 수도 있다. 주로 지방조직(비계)에 존재하지만 혈액 속에도 소량이 녹아 있다. 흔히 동물성 지방이라고 알려져 있으나 동물성 식품에만 들어 있는 것은 아니고 식물성 식품에도 들어 있다. 차이가 나는 것은 동물성 식품에는 많이 들어 있고 식물성 식품에는 적게 들어 있다는 점이다.

중성지방은 지나치게 많을 때는 해롭지만 어느 정도는 몸에 필요한 성분이다. 다량의 에너지를 저장하여 장기간 음식을 먹지 못해도 굶어 죽지 않도록 해주며 지용성 비타민을 저장할 수 있는 물질이기도 하다. 단열효과가 있어서 체온을 유지해주며 신경조직에서 절연체 역할을 함으로써 신호전달 속도를 증가시키는 등의 역할도 한다.

중성지방이 높아지는 이유

섭취한 칼로리가 필요 이상으로 많을 때, 남는 것은 중성지방으로 바뀌어 대부분 지방세포에 저장되고 일부는 혈액 속에 녹아 있게 된다. 혈액 중의 중성지방 수치는 야위면 낮아지고 뚱뚱하면 올라간다. 중성지방은 동물성 식품이냐 식물성 식품이냐에 관계없이 많이 먹으면 상승한다. 탄수화물, 단백질, 지방을 가리지 않고 어떤 것이든지 많이 먹으면 중성지방 수치가 올라가게 되어 있다.

선천적으로 중성지방이 높은 사람들

건강하게 야윈 사람 중에도 중성지방이 높은 경우가 종종 있다. 이는 유전적으로 높은 중성지방혈증 때문으로 음식을 많이 먹지 않아도 생기는 병이다. 이런 사람은 동맥경화증과 당뇨병이 발생할 가능성이 높기 때문에 식생활습관에 세심한 주의가 필요하다. 일반적으로 콜레스테롤은 낮은데 중성지방만 높은 경우는 드물고 대부분 콜레스테롤과 중성지방이 동시에 높다.

중성지방은 동맥경화증의 원인 물질

혈액 중에 적정 수준 이상의 중성지방이 존재할 경우, 혈관 벽에 기름때를 형성하여 동맥경화증을 일으키고 혈액을 끈끈하게 만들어 점성을 높인다. 동맥경화로 인해 좁아진 혈관을 통과하도록 혈액을 밀어내기 위해서는 높은 압력이 필요한데, 여기에 더해 혈액마저 끈끈하기 때문에 한층 더 높은 압력이 가해져야 피가 통과할 수 있게 된다.

중성지방이 높으면 혈전(피떡)도 잘 생긴다. 동맥경화로 인해 혈관이 좁아져 있으니 피가 엉겨 붙을 가능성이 높고, 피마저 끈적거리기 때문에 엉겨 붙을 가능성이 한층 더 높다. 뇌혈관에 혈전이 생기면 뇌경색, 심장혈관에 생기면 심근경색이 되며 둘 다 치명적인 결과를 초래한다.

중성지방의 정상치

중성지방은 혈액 내에 어느 정도쯤 있어야 가장 좋을까? 이 질문에 정확하게 대답하기는 쉽지 않다. 중성지방이 조금 높거나 조금 낮다고 해도 당장 어떤 문제가 발생하지는 않기 때문이다. 일반적으로 중성지방 수치가 200mg/dL(최근에는 150mg/dL로 하향조정하는 경향이다) 이하가 되면 정상이라고 통용되고 있으나 이 기준치는 크게 잘못되었다.

200mg/dL 이하라고 하더라도 여러 가지 문제가 발생하는 경우가 많으므로 이보다 훨씬 더 낮게 잡아야 한다.

중성지방은 체내에 있는 지방의 양, 즉 체지방에 따라 달라지는데 체지방이 어느 정도나 되는 것이 적당한지에 대해서도 아직까지 정확한 기준치를 잡지 못하고 있다. 그런 이유로 혈액 중의 중성지방 표준치도 확정하지 못하고 있는 실정이다. 그래서 궁여지책으로 광범위하게 정해서 틀리지도 맞지도 않는 어정쩡한 기준치가 나오게 되었다.* 어렵기는 하지만 몸에 대한 통찰력을 가지고 살펴보면 정하지 못할 것도 없다. 통계학적으로 약간 야윈 상태의 몸무게를 가진 사람들이 병이 적고 오래 산다는 사실을 근거로 알맞은 중성지방 수치를 정할 수 있으며 그 수치는 대략 70mg/dL정도이다. 현재 통용되고 있는 중성지방의 상한치가 200mg/dL인데, 요즘에는 이 기준이 너무 높다는 것을 인정하고 수정하기 시작했다. 여러 가지 생활습관병의 원인이 되는 대사증후군을 진단하는 기준은 150mg/dL 이하이다. 그러나 이 수치도 너무 높기 때문에 앞으로 수정이 거듭될 것으로 보인다.

중성지방을 상승시키는 식품

어떤 종류의 음식이든지 많이 먹으면 중성지방이 상승하게 되어 있

---

* 1996년에 출간된 〈Clinical Diagnosis and Management by Laboratory Methods〉 제19판에는 10~190mg/dL을 정상치로 제시하고 있고, 2005년에 출간된 〈Harrisons's Principles of Internal Medicine〉에는 160mg/dL 이하라고만 제시하고 있다.

다. 그러나 어떤 음식은 그리 많이 먹지 않아도 많이 상승하는 반면, 어떤 식품은 배불리 먹어도 크게 오르지 않는다. 당연한 얘기지만 중성지방이 많이 든 음식을 먹으면 혈액 중의 중성지방 수치가 크게 증가하는데, 모든 종류의 동물성 식품이 여기에 속한다. 비계는 말할 것도 없고 기름이 섞여 있지 않은 것으로 보이는 살코기에도 중성지방이 상당히 많이 들어 있다.* 특히 내장고기에는 중성지방이 굉장히 많이 들어 있으므로 특별히 주의해야 한다. 중성지방을 낮게 유지하기 위해서는 어떠한 동물성 식품도 먹어서는 안 된다.

이와 대조적으로 거의 모든 식물성 식품에는 지방성분이 염려하지 않아도 될 만큼 적게 들어 있다. 지방성분이 비교적 많은 대두를 보더라도 수분을 제외한 성분 중에서 지방이 차지하는 비율이 22% 정도인데, 그 중 대부분이 불포화지방에 속하고 중성지방에 속하는 비율은 전체의 4% 정도에 불과하다. 한국인의 주식인 쌀에는 2.8%의 지방이 들어 있는데 대두와 마찬가지로 중성지방은 이 중에서도 일부를 차지하고 있을 뿐이다.** 백미에는 지방성분이 0.4%밖에 들어 있지 않지만 동물성 식품과 비교하는 입장에서 지방성분이 많이 든 현미를 예로 들었다.

위와 같은 사실을 놓고 볼 때, 중성지방을 낮게 유지하기 위해서는 동물성 식품을 멀리하고 식물성 식품만을 먹어야 한다.

---

* 소살코기에는 지방이 수분을 제외한 전체 성분의 14%를 차지한다(한국인의 영양권장량 제5차 개정판).

** 백미에는 지방성분이 0.4%밖에 들어 있지 않지만 동물성 식품과 비교하는 입장에서 일부러 지방성분이 많이 든 현미를 예로 들었다.

밥이 과중성지방혈증의 원인이 된다는 주장

한국인이 비만해지는 중요한 이유 중 하나가 밥을 주식으로 하는 식생활에 있다고 주장하는 전문가들이 있다. 그 대책으로 밥을 적게 먹고 고기를 비롯한 동물성 식품을 그만큼 더 먹으라는 얘기를 하기도 한다. 이는 밥에 대한 오해에서 비롯된 잘못된 주장이다. 물론 밥을 많이 먹으면 비만과 함께 과중성지방혈증이 생길 수 있다. 그렇다고 밥 대신에 동물성 식품을 먹으면 훨씬 더 많은 문제를 초래한다.

사람은 배불리 먹지 않으면 만족하지 못한다. 배불리 먹으려는 성향 자체를 나쁘다고 말할 수 없을 뿐만 아니라 이런 본능을 억제하는 것도 옳지 않다. 배불리 먹으면서도 칼로리를 과잉섭취하지 않도록 식품의 종류를 제한하면 이 문제를 해결할 수 있다.

일반적으로 가공한 식품은 부피에 비해서 칼로리가 높기 때문에 과중성지방혈증이 될 가능성이 높다. 쌀을 희게 도정하는 것은 가공하는 것이나 마찬가지다. 흰쌀은 많이 먹어야 배가 부르고 금방 배가 꺼지는 반면, 현미는 조금 먹어도 배가 부르고 오랫동안 허기가 지지 않는다. 현미밥과 채소반찬, 과일로만 된 식생활을 하면 배부르게 먹어도 칼로리 섭취가 많지 않다. 이러한 식품에 익숙해지면 과중성지방혈증에 대해서는 잊고 살 수 있다.

고혈압 합병증의 원인은 동맥경화증이다

흔히 고혈압이 오래 되면 여러 가지 합병증을 만든다는 말을 한다. 이런 이유로 고혈압은 적극적으로 치료해야 할 중한 병으로 알려져 있다. 그런데 과거에 비해서 고혈압에 대한 인식이 훨씬 높아지고 효과가 있다고 알려진 치료들을 전보다 더 열심히 하는데도 불구하고 합병증으로 알려진 병들이 오히려 증가하고 있다. 이 사실을 어떻게 받아들여야 할까? 고혈압을 가진 사람의 수가 많아져서 합병증으로 보이는 병들 역시 많아졌다고 생각할 수도 있다. 그러나 이런 이유만으로 충분한 설명이 되지 않는 점들이 많기 때문에 보다 꼼꼼하게 살펴볼 필요가 있다.

고혈압의 합병증으로 알려져 있는 병들

고혈압 때문에 생기는 것으로 알려진 병들로는 동맥경화증, 심부전증, 협심증, 심근경색, 부정맥, 뇌혈관병(뇌경색, 뇌출혈), 치매, 파킨슨병, 만성신부전, 혈관성 망막질환, 말초동맥질환, 발기장애 등이 있다. 고혈압이 이와 같은 병들을 만든다는 인식 때문에 병명도 비슷하게 붙이곤 한다. 예를 들어 '고혈압성 콩팥병'이라고 분류된 병은 고혈압이 오래 되었을 때 콩팥에 이상이 생긴다는 것을 의미한다. 이런 병들은 고혈압이 발견되고 상당히 긴 시간이 지난 후에야 비로소 드러나며 삶의 질을 심각하게 저하시키고 수명을 단축시키는 무서운 병들이다.

고혈압 때문에 병이 생긴다고 판단하게 된 이유

이른바 고혈압의 합병증으로 인식되고 있는 병들은 고혈압이 발생하기 전에 생기는 경우는 거의 없고 고혈압이 생기고 나서 많은 시간이 지난 후에 발생하곤 한다. 고혈압은 동맥경화증의 초기에 나타나고 합병증으로 보이는 병들은 동맥경화증이 생기고 나서 한참 뒤에 비로소 확인된다. 이처럼 고혈압이 먼저 생기고 그 후에 이런 병들이 생기는 것을 보고 고혈압이 이 병들의 원인일 것이라고 판단하게 되었다.

고혈압은 유익한 반응이 아니라 해로운 현상이라는 선입견도 앞서 열거한 병들을 고혈압의 합병증으로 보게 만들었다. 혈압이 올라가는 것이 유익한 생리현상이라는 생각을 가지고 있다면 이로 인해 나쁜 결과가 초래되리라고 생각하지는 않을 것이다. 하지만 고혈압이 해가 되는 병이라는 생각을 갖고 있던 차에 합병증으로 보이는 병들이 발생하자 "그럼 그렇지." 하면서 고혈압이 이런 병들의 원인임에 틀림없다고 판단하게 된 것 같다.

혈압 수치가 높을수록 합병증으로 불리는 질병들도 비례하여 더 많이 발생하는 사실 역시 고혈압이 이런 병을 일으킨다고 판단하게 된 이유가 되었을 것으로 보인다.

고혈압 때문에 합병증이 생기는 것은 아니다

앞서 열거한 이른바 고혈압의 합병증들이 정말로 고혈압 때문에 생기는 병인지 아니면 소문과 달리 고혈압의 합병증이 아닌지에 대해 살펴보자. 이 구별은 매우 중요한데, 하나는 원인이 되고 다른 하나는 결과가 되기 때문이다. 만약 거꾸로 이해하면 엉뚱한 결과를 낳게 된다.

합병증으로 알려진 병들이 고혈압이 원인이 되어서 생기는 것이라면 어떤 수단을 써서라도 혈압을 내려야 할 것이다. 반면에 고혈압과 동반해서 생기는 병이라면 혈압을 내리려는 의미 없는 노력을 중단하고 병의 원인을 다시 찾아야 할 것이다. 뿐만 아니라 고혈압이 위의 병들에 오히려 유익한 영향을 미칠 경우, 혈압을 내려버리는 것이 병을 더 악화시키는 결과를 가져올 수도 있을 것이다.

지금까지 고혈압의 합병증으로 알려져 있던 병들이 사실은 고혈압 때문에 생기는 병이 아니라는 근거로 다음과 같은 것들이 있다.

첫째, 고혈압은 동맥경화증이 생겨서 몸속 주요기관에 피가 적게 공급되는 것을 막기 위한 유익한 반응이다.

둘째, 동맥경화증을 감소시키는 콜레스테롤 강하제를 투여했을 때 혈압이 내려감과 동시에 합병증도 호전된다.

셋째, 고혈압을 알게 되는 시점과 합병증이라고 알려진 병들이 확인되는 시점 사이에 시차가 존재한다. 동맥경화증이 있으면 즉시 혈압이 상승하지만, 합병증으로 알려진 병들은 동맥경화증이 생기고 나서 한참 후에 확인된다. 고혈압을 일으키는 원인과 이른바 합병증을 일으키는 원인은 동일하며 단지 나타나는 시차 때문에 먼저 나타나는 것을 나중에 발생하는 것의 원인으로 오해하고 있을 뿐이다.

넷째, 동맥경화증은 눈으로 확인할 수 없는 반면 고혈압은 쉽게 확인할 수 있기 때문에 동맥경화증이 있으면서 고혈압이 있는 것을 동맥경화증은 없으면서 고혈압만 있는 것으로 오해하게 되었다.

오해하면 어떤 결과가 생기는가

고혈압 때문에 여러 가지 병들이 생겼다고 판단한다면 어떤 수단을 쓰든지 혈압을 내리려고 할 것이다. 반면, 이 병들의 원인이 고혈압이 아니라 동맥경화증 때문이고 고혈압 역시 동맥경화증의 결과로 생겼다고 판단한다면, 동맥경화증을 치료함으로써 위의 병들과 고혈압을 동시에 치료할 수 있다고 인식하게 될 것이다.

둘 중 어떤 길을 택하느냐에 따라 결과는 크게 달라진다. 안타깝게도 현대의학은 약으로 혈압을 내리는 쪽을 택함으로써 결과적으로 몸에 상당한 해를 끼치고 있다. 잘하자고 선택한 치료가 오히려 정반대의 결과를 가져오고 있는 셈이다.

순수 고혈압 합병증

앞서 살펴본 병들과 달리 고혈압이 순수 원인이 되어 발생하는 합병증으로는 어떤 것들이 있을까? 지금부터 하나씩 살펴보도록 하자.

① 혈관파열로 인한 출혈

고혈압은 혈액공급이 부족한 곳에 피를 많이 보내기 위한 자연스러운 반응이다. 그러나 불행하게도 고압으로 인해 혈관이 파열되는 일이 종종 일어난다. 겨울철에 수도관이 얼어 터지는 현상처럼 동맥의 탄력성이 감소하면 혈관이 늘어나지 못하고 터지게 된다.

뇌동맥이 파열되면 뇌출혈, 망막동맥이 파열되면 망막출혈, 드물기는 하지만 높은 혈압이 대동맥의 벽 사이를 박리시키는 응급상황인 대동맥 박리 등이 발생한다. 동맥의 벽이 약해져서 꽈리처럼 부풀어 올라 있는 동맥류가 압력을 견디지 못하고 파열되는 수가 있는데, 출혈의 위험성이 있다고 무조건 혈압을 내려가게 하면 혈관을 막히게 하는 결과를 초래할 수 있다는 사실도 잊어서는 안 된다.

출혈이 진행되고 있을 때는 출혈이 멎을 때까지 일시적으로 혈압을 내려야 하겠지만 계속해서 혈압을 인위적으로 억제하는 것은 원리에 맞지 않다.

② 심장 근육 비대

동맥 내의 높은 압력을 견디며 심장에서 혈액을 동맥 내로 뿜어내기 위해서는 많은 힘이 들 수밖에 없다. 이런 상태가 오래 지속되면 심장근육이 점점 두꺼워진다. 심장은 근육으로 이루어져 있기 때문에 장기간 힘들게 수축을 하면 근육이 두꺼워져서 외견상 심장이 커진 모양을 보인다. 역기 운동을 오래하면 팔 근육이 커지는 원리와 같다. 이때 심장에 있는 네 개의 방 중에서 좌측 심실이 비대해지므로 '좌심실 비대'라고 부르기도 한다.

심장 비대 자체가 문제가 되는 것이 아니라 심장이 커지게 된 원인이 생명을 위협하기 때문에 문제가 된다. 혈압을 내려주면 좌심실 비대가 악화되는 것은 막을 수 있다. 하지만 혈액을 받아서 생존해야 하는 다른 장기에 미칠 영향 또한 깊이 고려하지 않으면 안 된다.

③ 심부전

대동맥 내의 높은 압력을 상대로 혈액을 뿜어내는 노력을 오랫동안 하게 되면 심장도 지치게 된다. 처음 얼마 동안은 심장근육이 강해지면서 그럭저럭 견뎌낼 수 있지만, 기간이 길어지면 심장이 지치게 되고 더 이상 효과적으로 혈액을 뿜어낼 수 없게 된다. 이를 심부전이라고 한다. 심부전이 생기면 숨이 차고 손발이 붓는 증상이 나타난다.

④ 동맥의 경화와 비후

압력이 높으면 동맥의 비후와 경화를 초래할 가능성이 높다. 높은 압력에 의해서 혈관이 확장되는 것에 저항하여 수축하다보면 근육이 굵어지고 더 단단해지기 때문이다.

동맥경화증의 합병증

앞서 얘기했듯이 엄격한 의미의 고혈압 합병증은 없다. 고혈압을 일으킨 원인인 동맥경화증이 만들어낸 합병증이 고혈압과 공존할 따름이다. 고혈압이 처음 발견될 때 합병증으로 알려져 있는 질병들이 이미 발병해 있는 경우도 있다. 이와 같은 질병들을 구체적으로 살펴보면 다음과 같다.

첫째, 심장동맥경화증의 합병증이다. 심장동맥이 좁아진 상태의 협심증과 혈관이 완전히 막힌 심근경색이 고혈압과 함께 나타나곤 한다.

둘째, 뇌동맥경화증의 합병증이다. 뇌동맥경화증이 심해져서 동맥 중 한 곳이 완전히 막히면 뇌경색이 발생하고, 뇌 전반에 혈액공급이 부족하면 치매가 발생하고, 뇌의 깊은 부위(뇌간)에 혈액공급이 부족하면 파킨슨병이 발생한다. 이 병들은 대부분 고혈압과 함께 나타난다.

셋째, 콩팥동맥경화증의 합병증이다. 콩팥동맥경화증이 심한 상태로 오래되면 콩팥기능이 서서히 나빠지고 만성화되어 노폐물을 원활하게 배설하지 못하는 상태가 된다. 이를 만성신부전이라고 부른다.

넷째, 말초동맥경화증의 합병증이다. 심장에서 먼 곳에 있는 동맥에 경화증이 발생하여 생기는 대표적인 질병으로 발기장애가 있다.

이 같은 합병증을 줄이는 유일한 방법은 동맥경화증을 치료하는 것이다. 동맥경화증을 해결하지 않고 혈압만 내리는 것은 혈액공급을 감소시켜 더 많은 합병증을 발생시킨다는 것을 명심해야 한다.

습관을 바꿔야 고혈압이 낫는다

고혈압은 원인이 되는 질환을 치료하면 자연스럽게 해결된다. 이것이 고혈압 치료 원칙의 전부라고 해도 틀리지 않다. 그런 노력을 뒤로한 채 증상을 없애는데 매달려 병을 없애는 치료를 소홀히 하면 평생을 노력해도 고혈압을 잡을 수 없다.

전통적 고혈압 치료법

현재까지 고혈압의 치료법이라고 알려져 있는 방법은 크게 약물요법, 운동요법, 식이요법 세 가지로 압축할 수 있다. 이 셋 중에서 현대의학이 가장 역점을 두고 있는 것이 약물요법이다. 운동요법이나 식이요법이 중요하지 않다고 말하지는 않지만, 실제로 효과를 나타내는 경우가 많지 않기 때문에 약에 매달리는 실정이다. 약은 절대로 끊지 말아야 한다고 말하면서 식이요법이나 운동요법에 대해서는 그리 강하게 주문하지 않는다.

이런 원칙을 고수해 온 현대의학의 업적은 무엇인가? 고혈압은 완치가 불가능하므로 지속적으로 혈압을 조절하는 것을 목표로 삼고 평생 약을 먹어야 한다는 수준이다. 계속해서 약을 쓰면 혈압이 바람직한 수준에서 유지된다는 이유로 문제를 해결했다고 강변할지 모르지만, 약을 먹지 않으면 혈압이 다시 문제를 일으킨다는 면에서 볼 때는 평생 약을 먹어도 고혈압을 못 고친다는 말이나 마찬가지다.

감기에 걸려서 1년간이나 어떤 약을 쓰고 있는데, 약을 먹으면 괜찮다가 약을 떼면 다시 증상이 나타난다면 그 약으로는 감기를 고치지 못한다는 말이다. 마찬가지로 약을 먹을 때는 혈압이 내려가는데 끊으면 다시 올라간다면 그 약으로는 고혈압을 못 고친다는 얘기다.

습관 개선이 치료의 전부

가장 바람직한 고혈압 치료법은 좁아진 혈관을 넓히고 잃었던 탄력성을 회복시킴으로써 자연스레 혈압이 원래대로 되돌아가게 하는 것이다. 혈관이 넓어지고 말랑말랑해지면 혈압은 저절로 내려간다.

고혈압은 습관의 병이므로 습관을 고치는 것이 고혈압 치료의 거의 전부라고 해도 지나친 말이 아니다. 현대의학이 고혈압을 치료하는데 있어서 생활습관 개선이 중요하다는 말을 하지 않는 것은 아니지만, 그 목표수준이 낮게 설정되어 있기 때문에 습관을 개선하더라도 크게 효과가 나타나지 않을 수밖에 없었다. 약간 개선하는 정도의 미온적인 자세로는 악화되는 속도를 줄이는 정도 이상은 기대하기 어렵다. 습관개선으로 치료효과를 볼 수 있으려면 최상의 상태를 목표로 삼고 엄격하게 실천해야 한다. 혁명적으로 습관이 바뀌면 고혈압은 아주 빠른 속도로 개선된다.

현대의학은 고혈압이라는 습관의 병을 약으로 치료하려고 안간힘을 쓰고 있다. 습관의 병은 습관을 고치지 않으면 해결이 불가능하다는 너무나도 평범한 진리를 망각하고 있는 셈이다. 그러나 습관의 병을 약으로 고치는 것은 아예 불가능한 일이다.

원리에 순응하는 치료여야 한다

몸은 지혜가 있어서 스스로 보존하고 고치는 수단을 가지고 있다. 그 힘은 흔히 증상으로 나타난다. 호흡이 빨라지기도 하고, 열이나 땀이 나기도 하고, 맥박이 빨라지기도 하고, 갈증이나 허기나 통증이 생기기도 한다. 혈압이 올라가는 것 또한 몸이 스스로 혈액을 충분히 보내려고 하는 자기 보존적 시도다.

몸의 이러한 작동 원리를 억누르려는 것은 올바른 해결책이 아니라 순리를 역행하는 행위다. 고혈압 치료는 몸의 원리를 따르는 방향으로 실시하지 않으면 안 된다. 원리에 맞게만 치료한다면 고혈압의 치료와 예방도 그리 어렵지만은 않다.

몸 전체를 보고 치료해야 한다

선무당이 사람 잡는다는 말이 있다. 어설프게 알고 있으면 모르는 것만 못한 결과를 초래할 수 있다는 경고를 담은 말이다. 고혈압 치료에도 이 속담을 적용할 수 있다. 혈압이 올라간다는 것이 무슨 의미인지 충분히 이해하지 못한 채 억제하는 쪽으로만 몰두하는 것은 전체를 보지 못하고 부분에 매달리는 꼴이나 마찬가지다. 혈압만 해결하면 되는 것이 아니라 몸 전체가 어떻게 되느냐가 더 중요하다는 사실을 깨달아야 한다. 단기적으로 혈압을 해결하기 위해 장기적으로 몸을 희생시킨다면 얼마나 어리석은 일인가? 눈앞의 이익만 생각해서는 안 된다.

초기에 잡아야 한다

혈압이 약간 높다는 애기를 들은 사람이 얼마 지나지 않아 고혈압으로 발전하는 경우가 부지기수다. 그럴 수밖에 없는 것이 혈압을 약간씩 올라가게 만드는 생활습관이 지속되다 보면 점차 고혈압으로 악화될 것이 뻔하기 때문이다. 따라서 고혈압 전 단계에 속하는 경우라 할지라도 적극적으로 생활습관을 개선해야 한다. 병을 키워서 고치려고 하면 이미 때가 늦어지고 만다.

실패의 전철을 밟아서는 안 된다

우리나라보다 먼저 고혈압 때문에 고민한 나라에서 실패한 것으로 확인된 방법을 그대로 따라 해서는 안 된다. 그러나 안타깝게도 우리나라의 의학은 그들의 실패를 그대로 답습하고 있다. 그래서 '고혈압은 한 번 약을 먹기 시작하면 평생 먹어야 한다' '약은 절대로 끊으면 안 된다' '고혈압은 낫는 병이 아니라 평생 더불어 살아야 하는 병이다' 라는 말이 생겨나게 되었다. 지금까지의 방법은 틀렸다는 선언을 하지 않으면 실패의 전철을 밟을 수밖에 없다.

눈에 보이지 않는 것을 볼 수 있어야 한다

몸의 상태는 겉으로 알 수 있는 것도 있고 알 수 없는 것도 있다. 이 같은 사실을 올바르게 이해하는 것 또한 고혈압 치료에 중요하다. 혈압은 측정기로 재보면 금방 눈으로 확인이 되는 반면, 혈액을 받아서 활동하는 세포의 상태는 눈으로 확인할 수 없기 때문에 몸에 나타나는 반응을 통해 간접적으로 알아내는 수밖에 없다. 이때 중요한 것이 몸의 반응을 어떻게 해석하느냐 하는 문제다. 혈관이 좁아진 상태에서는 혈압이 올라가는 것이 올라가지 않는 것보다는 낫다는 점을 올바르게 이해해야 한다는 얘기다. 시선을 혈압수치에만 고정해서는 안 된다. 보이지 않는 부분을 볼 수 있는 통합적 시각을 가져야 한다.

완치도 가능하다

서투른 목수가 연장을 탓한다는 말이 있다. 자신의 능력부족을 남의

탓으로 돌리는 모습을 일컫는 말이다. 고혈압을 잘 알지 못해서 효과적으로 치료하지 못하는 것을 고혈압이라는 병이 원래 안 낫는 병이라고 탓한다. 전문가들이 나서서 고혈압은 관리하는 병이지 완치되는 병이 아니라고 말하고, 환자들은 그 얘기를 당연한 것으로 받아들인다. 혈압약은 한 번 쓰기 시작하면 평생 먹어야 한다는 소문도 널리 퍼져 있다.

이런 얘기들이 나돌게 된 이유는 약을 쓰면 혈압이 내려가지만 끊으면 다시 혈압이 오르기 때문이다. 실제로 주위에서 고혈압을 고쳤다는 사람을 찾아보기가 쉽지 않기 때문에 이런 소문들이 사실로 굳어지게 되었다. 고혈압의 근본적인 치료가 불가능하기 때문에 약에 의존할 수밖에 없다면 그 말이 맞겠지만, 원인이 되는 습관을 철저하게 개선한다면 고혈압을 못 고칠 이유가 없다.

모든 고혈압 환자가 다 완치될 수는 없겠지만 원리대로 습관을 개선하면 약의 도움 없이 정상 혈압을 유지할 수 있는 경우가 많다. 고혈압이 오래되어 이미 혈관에 회복할 수 없는 변화가 발생했을 때는 아무리 생활습관을 고친다고 해도 완치가 불가능하다. 또 선천성 과콜레스테롤혈증을 가진 고혈압 환자는 평생 동안 약물(고혈압 약이 아닌 콜레스테롤 강하제)을 복용할 수밖에 없다. 이런 몇 가지의 예외를 제외하면 고혈압은 비교적 치료가 잘 되는 병이다.

지금까지 고혈압이 나쁜 생활습관 때문에 생긴다는 사실을 몰랐던 것은 아니지만 어느 수준까지 습관을 개선해야 하는지에 대해 많은 오해가 있었다. 게다가 그 기준이 너무 느슨했기 때문에 습관 개선이 고혈압 치료에 별로 효과가 없어 보였다.

오늘날 거의 모든 사람들이 고혈압을 일으키는 습관을 가지고 있다. 그렇다 보니 상대적으로 크게 나쁜 습관을 가진 사람을 보통 수준의 나쁜 습관 정도로 개선해 봐야 별 효과가 없다. 생활습관이 크게 나쁜 사람은 빠른 속도로 고혈압이 생기고 조금 덜 나쁜 생활습관을 가진 사람은 약간 느리게 고혈압이 생길 뿐이다. 아주 나쁜 습관을 가진 고혈압 환자를 중간 정도의 나쁜 습관을 가진 정도로 개선해봤자 고혈압이 악화되기는 마찬가지다. 그저 진행되는 속도가 약간 완만해지는 차이가 있을 뿐이다. 그러나 고혈압을 역전시킬 수 있을 정도로 강력하게 습관을 개선하면 얼마든지 완치도 가능하다.

오랜 세월동안 굳어진 습관을 고친다는 것은 결코 쉬운 일이 아니다. 그러나 불가능한 일도 아니다. 철저하게만 고친다면 고혈압은 쉽게 해결되는 증상이다. 고혈압은 나을 수 없는 것이 아니라 낫게 하지 않아서 못 고치는 것처럼 보이는 것뿐임을 명심하기 바란다.

치료의 주체는 환자 자신

고혈압의 치료는 돈을 주고 머리를 깎는 것과는 다르다. 머리를 깎는 일은 손질이 다 되고 나서 돈을 주고 가게를 나서면 그만이지만 고혈압 치료는 치료비를 내고 의사에게 맡겨서 해결되는 문제가 아니다. 의사의 도움을 받아야 하지만 치료의 주체는 어디까지나 환자 자신이다. 의사가 해결해주기만 기다리는 수동적인 태도로는 치료를 제대로 하기 어렵다. 이 말은 의사가 환자를 그렇게 만들어서는 안 된다는 말이기도 하다. 고혈압의 치료주체는 환자 자신이며 의사는 도우미에 불과하다.

환자는 자신의 병에 대해서 올바르게 이해하고 있어야 하며 구체적으로 어떻게 대처해야 하는지를 알고 있어야 한다. 고혈압을 치료하기 위해서는 나쁜 습관을 고쳐야 하는데 습관은 남이 대신해서 고쳐줄 수 있는 것이 아니다. 현재 자신의 습관이 어떤지, 어떻게 고쳐야 하는지를 구체적으로 알고 있어야 한다. 이 밖에 고혈압 치료에 필수적인 몇 가지 의학적 수치들도 챙겨야 하고 자신이 복용하고 있는 약에 대해서도 어느 정도 알고 있어야 한다.

가르치는 것은 선생이지만 공부하는 주체는 학생이듯이, 환자의 병이 낫도록 도움을 주고 치료하는 사람은 의사이지만 병을 낫게 하는 주체는 환자 자신이다. 병이 낫는 방향으로 최선을 다해 스스로 노력을 기울여야만 병을 물리치고 건강을 되찾을 수 있다.

자신의 습관을 파악하고 있어야 한다

고혈압을 치료하기 위해서는 가장 먼저 자신의 나쁜 습관부터 파악해야 한다. 동맥경화증을 일으키는 동물성 식품을 얼마나 자주 먹는지, 짠 음식을 좋아하는 것은 아닌지, 채소를 싫어하는 것은 아닌지, 체중이 늘어날 정도로 많이 먹고 있는 것은 아닌지, 잠은 일찍 그리고 충분히 자고 있는지, 땀이 날 정도로 운동을 하고 있는지, 완전히 금연하고 있는지 등을 점검해 보아야 한다. 고혈압은 스스로 만든 습관병이기 때문에 스스로 고칠 수밖에 없다.

표준 수치와 자신이 먹고 있는 약에 대해 알아야 한다

고혈압을 효과적으로 치료하기 위해서는 환자 자신이 꼭 알고 있어야 할 수치들이 있다. 표준 수치와 자신의 수치를 확인하여 그 차이가 얼마나 되는지를 기억하고 간격을 좁히기 위해 피나는 노력을 하지 않으면 고혈압은 쉽게 치료되지 않는다. 자신의 혈압과 바람직한 혈압 수치, 자신의 혈중 콜레스테롤 및 중성지방 수치와 바람직한 수치, 자신의 체중과 표준 체중과의 차이, 자신의 허리둘레와 표준 수치 등을 잘 파악하고 바람직한 방향으로 수치가 움직이도록 노력을 기울여야 한다.

또 한 가지 알아야 하는 것이 있는데 바로 자신이 현재 복용하고 있는 약물이다. 자신이 복용하고 있는 약이 어떤 방식으로 혈압을 내려가게 하는지, 어떤 부작용이 있으며 몸에 어떤 영향을 끼치는지를 잘 체크해야 한다.

가족의 도움이 필요하다

고혈압은 습관의 병이고 습관은 대부분 가정에서 형성된다. 세 살 버릇 여든까지 간다는 속담처럼 어릴 때의 습관이 고혈압을 일으키는 결정적인 역할을 한다. 고혈압이 가족 구성원들 여러 사람에게 발병하는 경우가 많은 것도 같은 이유다. 따라서 고혈압은 환자뿐만 아니라 그가 속해 있는 가족 전 구성원이 건강한 습관을 소유하도록 바뀌어야 해결이 가능하다.

가족들은 '한솥밥'을 먹기 때문에 혼자만 식습관을 바꾸기는 쉽지 않다. "이거 한 번 먹는다고 큰 영향을 미치겠느냐?" "다른 사람 다 먹은데 뭘 그리 별나게 구느냐" "먹고 싶은 것 참으면 스트레스 쌓여서 더 안 좋다"는 등의 말로 방해하는 경우도 많은데 그래서는 안 된다.

고혈압에 걸린 사람에게만 습관개선이 필요한 것도 아니다. 아직은 아니더라도 머지않아 고혈압이 발생할 수 있는 가족 구성원 모두에게 습관개선이 필요하다. 고혈압 환자가 목표로 하는 수준으로 가족 모두 개선해야 한다. 가족 전체가 고혈압에 대해 올바르게 이해하기 위해서는 함께 교육을 받고 실천해야 한다.

가정 내에 해로운 음식은 아예 없애버려야 한다. 아픈 사람은 놔두고 안 아픈 사람만 먹자며 해로운 것들을 먹는다면, 환자도 머지않아 그런 행위를 따라하게 되어 있다. 오히려 환자의 결심이 느슨해질 때마다 옆에서 가족이 다잡아 주어야 한다.

사회적인 도움이 뒷받침되어야 한다

가정의 도움과 함께 고혈압을 치료하고 예방하기 위한 사회적 장치의 마련도 필요하다. 건강한 생활습관을 가질 수 있도록 법적, 제도적 장치가 마련되어야 하고 계몽적인 사회운동도 추진해나가야 한다. 이를 위한 구체적인 방안은 다음과 같다.

첫째, 고혈압을 일으키는 식품의 생산과 소비를 억제시켜야 한다. 콜레스테롤이 들어 있고 중성지방이 과다하게 들어 있는 모든 동물성 식품에는 건강세를 매기는 등 소비를 줄이는 방향으로 노력을 기울여야 한다. 자판기 설치를 줄여 설탕 함유 음료를 적게 먹도록 함으로써 비만과 과중성지방혈증을 사전에 막아야 한다. 커피를 마시지 않도록 건강교육을 실시하고 대중음식점이나 다수 사람이 출입하는 장소에 커피자판기 설치를 금해야 한다. 커피는 사람을 긴장하게 만들고 수면을 방해해서 혈압을 상승시킨다.

둘째, 흡연 억제 정책을 지금보다 더 강력하게 추진해야 한다. 담뱃값을 지금보다 대폭 올리는 쪽으로 정책을 수정하고, 금연구역을 확대하여 귀찮아서라도 담배를 끊을 수밖에 없도록 강력한 금연 유도 정책을 실시해야 한다. 흡연은 고혈압의 중요한 원인이기 때문이다.

셋째, 외식을 억제하기 위한 노력도 병행해야 한다. 대부분의 외식은 동물성 식품, 가공식품, 고당분식품, 고염식품들인데 이 모든 음식들이 고혈압을 일으키고 악화시키는 것들이다.

넷째, 고혈압을 예방하거나 치료에 도움이 되는 식품 소비를 촉진해야 한다. 현미에 보조금을 주어 사먹는 사람이 많아지도록 하고, 채소와 과일 소비가 촉진될 수 있도록 법적 뒷받침을 마련해야 한다. 이런 노력들이 모이면 고혈압 치료가 훨씬 수월해질 것이다.

습관의 1차적인 책임은 자신에게 있지만 가족의 역할도 그에 못지않게 중요하다. 거기에 더해 사회 전체가 건강한 습관을 가질 수 있도록 관련기관들의 노력도 뒤따라야 할 것이다. '습관은 제2의 천성'이라는 말처럼 한 번 길들여진 습관을 고치는 것은 여간 어려운 일이 아니다. 인내심을 가지고 꾸준하게 실천해야만 가능한 일이다.

습관을 바꿔야 혈압이 바뀐다

거듭 강조하지만 고혈압은 나쁜 습관의 병이다. 따라서 고혈압을 예방하거나 치료하기 위해서는 무엇보다 먼저 나쁜 습관을 고치고 좋은 습관이 몸에 배게 해야 한다. 이런 대 전제를 가볍게 생각하면 문제가 좀처럼 해결되지 않는다. 하지만 습관을 고친다는 것이 말처럼 쉬운 일은 아니다.

습관은 스스로 고칠 수 있는 것도 있지만 혼자 힘으로 풀 수 없는 것도 있다. 관계를 맺고 있는 가족, 직장, 사회가 건전한 습관을 갖고 있지 못하면 습관을 개선하려는 개인의 노력은 번번이 물거품이 되고 만다. 고혈압을 퇴치하고 나아가 예방하기 위해서는 개인적인 생활습관을 개선하는 것은 물론이고 사회 전체가 건강한 생활습관을 가질 수 있도록 법적, 제도적 장치를 마련하고 건강에 대한 관심과 중요성에 대한 인식을 높여나가야 한다.

생각이 습관을 만든다

생각은 행동을 낳고 행동이 반복될 때 습관이 된다. 나쁜 습관은 잘못된 생각에서 비롯되며, 좋지 못한 생각의 씨를 뿌리면 나쁜 습관의 열매를 맺을 수밖에 없다.

고혈압도 마찬가지다. 병을 고치거나 예방하기 위해서는 생각부터 바뀌어야 한다. 고혈압을 일으키는 나쁜 생활습관이 구체적으로 무엇인지에 대해 알아야 한다. 사람은 자신에게 해가 되는 것을 더 좋아하는 성향을 지닌 존재라는 사실을 알아야 한다. 올바른 생각을 갖는 것은 바른 교육이 없으면 불가능하다. 따라서 어릴 때부터 가정과 학교와 사회에서 지속적으로 고혈압에 대해서 가르쳐야 한다. 어떤 생각과 행동이 고혈압을 만드는 지에 대해 제대로 가르치고 인내심을 갖고 실천할 수 있도록 훈련해야 한다.

고혈압 개선을 위한 생활요법

이른바 생활요법이라고 부르는 고혈압 치료법은 나쁜 생활습관을 고쳐서 고혈압을 치료하는 방법이다. 이 방법은 아무나 할 수 있는 것은 아니지만 그대로만 한다면 틀림없이 성공을 거두는 방법이다. 이 방법이 지닌 장점은 다음과 같다.

첫째, 효과가 강력하다. 고혈압을 일으키는 생활습관을 고치면 대부분 혈압이 내려간다. 약을 썼을 때처럼 빠르지는 않지만 매우 강력한 효과를 나타낸다. 철저하게 한다면 습관개선만으로도 어렵지 않게 치료가 될 정도로 생활요법은 강력하다. 지금까지 생활요법이 크게 효과가 없는 것처럼 보였던 것은 목표 수준을 너무 느슨하게 잡고 엄격하게 실천하지 않았기 때문이지 생활요법 자체의 강압효과가 미미해서 그런 것은 아니다.

둘째, 부작용이 없다. 생활요법은 약물에서 나타날 수 있는 부작용이 없는 안전한 치료법이다. 고강도로 실시해도 아무 문제가 없고 연령층, 몸 상태, 혈압수치에 관계없이 실시할 수 있는 치료법이다.

셋째, 영구적인 치료법이다. 생활요법은 습관을 개선하여 혈압을 내려가게 하는 영구적인 치료법이다. 약물요법처럼 다음날 다시 약을 먹어야 하는 하루짜리 치료법이 아니다. 약은 고혈압의 뿌리를 뽑을 수 없지만 습관을 개선하면 고혈압의 원인이 완전히 사라진다.

넷째, 비용이 들지 않는다. 생활습관 개선에는 돈이 전혀 들지 않는다. 오히려 지금까지 들던 생활비가 절약된다. 동물성 식품이나 가공식품에 비해 저렴한 식물성 식품을 먹기 때문에 가계에도 도움이 된다.

습관이 운명을 좌우한다. '세 살 버릇 여든까지 간다'는 속담에서 알 수 있듯이 습관은 어릴 때 형성되고 일생 동안 영향을 미친다. 어린아이가 젖을 떼는 순간부터 올바른 식습관을 심어주어 평생 몸에 배도록 해야 할 것이다.

3
무엇이 몸을
살리고 죽이는가

현미밥채식이 고혈압 치료의 핵심이다

고혈압은 나쁜 식생활 습관 때문에 발생하는 증상이라고 해도 크게 틀리지 않을 정도로 먹을거리가 혈압에 미치는 영향은 결정적이다. 어떤 음식은 혈압을 올라가게 하는 반면 어떤 음식은 혈압을 내려가게 한다. 이것을 모르고 고혈압을 치료하려다 보면 실패에 이를 수밖에 없다.

고혈압을 치료하기 위한 식이요법은 매우 간명하다. 모든 동물성 식품을 완전히 금하고 식물성 식품만 자연에 가까운 상태로 가공하지 않고 싱겁게 먹는 것이다. 여기에는 예외가 없다. 동물성 식품 중에는 어떤 것도 허용되지 않는다.

식이요법의 효과를 가볍게 보는 경향

현대의학에서도 먹는 습관이 고혈압 치료에 큰 비중을 차지한다는 인식을 하지 않는 것은 아니지만 실제로는 크게 무게를 두고 있지 않다. 왜냐하면 식습관을 바꾸는 사람이 드물고 바꾼다고 하더라도 철저하게 하지 않기 때문에 실제로 고혈압 치료에 기여하는 바가 미미하게 나타나기 때문이다. 그래서 주로 약물에 의존하면서 식이요법을 보조 수단 정도로 취급하고 있는 것이 현실이다. 식이요법이 매우 강력한 강압효과를 발휘한다는 사실을 체험한 의사들이 별로 없는 것도 식이요법을 가볍게 생각하는 하나의 이유가 되고 있다.

그러나 식이요법은 약에 비할 수 없을 만큼 강력한 강압효과를 발휘한다. 목표를 높이 두고 철저하게 실천하면 빠르고도 강력한 혈압 강하 효과를 볼 수 있다. 일체의 동물성 식품을 먹지 않고 현미밥채식을 하면 며칠 지나지 않아 혈압이 내려가기 시작한다.

지금까지 식이요법이 효과를 발휘하지 못했던 이유는 동물성 식품을 완전히 금하지 않고 조금 줄이는 정도에 그쳤기 때문이다. 동물성 식품을 조금 적게 먹어야 한다거나, 비계가 없는 살코기만 먹어야 한다거나, 육류를 줄이고 생선을 먹어야 한다는 등의 근거 없는 주장을 따랐기 때문이다. 뿐만 아니라 동물성 식품을 전혀 먹지 않으면 또 다른 문제가 생기지 않을까 하는 우려 때문에 철저하게 금하지 못했기 때문이다.

현미밥과 채소반찬과 생과일 간식을 먹으면 놀라울 정도로 강력한 강압효과를 확인할 수 있다. 식이요법이 효과를 나타내기까지는 그리 오랜 시간이 걸리지 않는다. 대부분 2주가 지나기 전에 혈압이 내려가기 시작한다.

골고루 먹어야 한다는 무책임한 말

동물성 식품과 식물성 식품을 골고루 먹어야 건강을 유지할 수 있다는 말이 상식이 되어 있다. 동물성 식품을 많이 먹는 것은 해롭지만 그렇다고 전혀 먹지 않는 것도 몸을 해친다는 말이 상식처럼 통용되고 있다. 그러나 이 상식은 더 이상 상식이 아니다. 동물성 식품을 일체 먹지 않았을 때 실제로 어떤 해로운 결과를 초래하는지 아무도 근거를 제시하지 못하고 있다. 동물성 식품을 완전히 끊었을 때 병이 나았다는 사실만 확인되었을 뿐 병이 생겼다는 사례는 없다.

사람은 동물성 식품과 식물성 식품을 골고루 먹으면 안 된다. 한 가지 종류만 먹어야 한다. 식물성 식품만 편식해야 건강해진다. 식물성 식품을 이것저것 골고루 먹어야 한다. 여러 종류의 곡식과 다양한 채소와 갖가지 과일을 먹는 것이 좋다.

식물성 식품만 먹는 것은 극단적인가

일체의 동물성 식품을 먹어서는 안 된다고 말하면 '그건 너무 극단적이다'라고 평한다. 극단이란 지나치게 끝에 가 있다는 말인데 끝에 있으면 안 되고 중간이라야 진리라는 근거가 어디 있는가? 절대로 담배를 피우면 안 된다고 주장하는 것은 극단적인가? 동물성 식품을 적당히 먹어야 한다는 세계관이 지배하고 있는 세상에서는 극단일지 모르지만 식물성 식품만 먹고 건강하게 살고 있는 사람들의 눈에는 동물성 식품을 먹지 않으면 안 된다는 주장이 극단처럼 들린다.

동물성 식품을 먹지 않으면 안 된다는 강박적 생각에서 벗어나지 않은 상태에서 고혈압을 효과적으로 치료하기는 불가능에 가깝다.

식습관 개선이 가장 훌륭한 치료법

식습관의 개선을 통한 고혈압 치료가 모든 방법 중에서 가장 좋은 치료법인 이유는 다음과 같다.

첫째, 강력하다. 식이요법은 철저하게만 한다면 매우 강력한 강압 효과를 나타낸다.

둘째, 안전하다. 약물로 혈압을 내리는 것은 많은 부작용이 따르는 반면, 식이요법은 아무런 부작용도 일으키지 않는다.

셋째, 확실하다. 식물성 식품만 먹는 습관이 몸에 배면 혈압은 적절하게 낮은 수준에서 안정된다. 매일 세 끼 식사를 하는 것은 약을 챙겨 먹는 것과는 다르게 아주 자연스러운 일상이다. 식물성 식품만 먹는 식성이 자리를 잡으면 동물성 식품을 먹고 싶은 마음이 생기지 않게 되고 평생 고혈압 걱정은 하지 않아도 된다. 식물성 식품만 먹으면 혈압을 올라가게 하는 불씨가 완전히 꺼지고 고혈압이 완치된다. 약처럼 매일 신경 써서 먹지 않아도 되고 어쩌다가 약을 먹지 않으면 혈압이 올라가는 것처럼 불확실한 치료법도 아니다.

넷째, 경제적이다. 대부분의 동물성 식품은 식물성 식품에 비해서 무척 비싸다. 고혈압 약값도 만만치 않다. 동물성 식품을 안 먹으면 약값도 안 들고 식품비도 적게 든다. 동물성 식품을 먹어야 한다는 생각만 바꾸면 이처럼 경제적으로도 유익하다.

다섯째, 다른 병들도 함께 낫는다. 식이요법은 고혈압뿐만 아니라 식생활과 관계있는 다른 많은 병들을 동시에 치료한다. 비만, 당뇨병, 과지혈증, 통풍, 골다공증, 알레르기(천식, 비염, 아토피), 담석증, 요로결석, 과민성대장증후군 등의 치료에 큰 효과를 나타내며, 유방암, 전립선암, 대장암 등 동물성 식품과 관련 있는 암을 상당 부분 예방해 준다. 고혈압은 이런 병들과 동반되는 경우가 많기 때문에 식이요법을 통해 일석이조의 효과를 거둘 수 있다.

민감성을 잃어버린 몸

사람은 습관의 동물이다. 좋은 것에 익숙해질 수도 있고 나쁜 것에 친숙해질 수도 있다. 어느 쪽이든 자연스럽게 느껴진다. 그러나 그 결과는 아주 딴판이다.

사람이라면 누구나 식물성 식품이 몸에 맞고 동물성 식품은 몸에 맞지 않는다. 처음 담배를 피우면 누구나 기침을 하는 것과 마찬가지로 동물성 식품은 몸을 자극하고 몸은 이것을 거부하는 반응을 보인다. 그러나 담배를 자꾸 피워서 익숙해지면 기침이 나지 않고 아주 자연스럽게 느껴지는 것과 마찬가지로 자주 동물성 식품을 먹으면 이에 대한 몸의 반응도 점점 무뎌진다.

동물성 식품을 즐겨 먹던 사람이 얼마동안 완전히 끊었다가 다시 예전처럼 동물성 식품을 먹게 되면 금방 표가 난다. 배가 아프고 설사가 나고 두드러기가 나기도 한다. 한동안 담배를 피우지 않던 사람이 다시 담배를 피우면 기침이 나는 것과 같다.

식이요법은 누구에게나 필요하다

고혈압 환자에게 요구되는 식이요법은 사람들 누구에게나 동일하게 필요한 식생활 원칙이다. 고혈압이 없는 사람이 식물성 식품만 먹으면 앞으로 고혈압에 걸릴 가능성이 거의 없다. 흔히 병이 있을 때는 음식을 조심하고 건강할 때는 아무것이나 먹어도 괜찮다는 비합리적인 생각을 한다. 곰곰이 생각해 보면 아픈 사람이나 건강한 사람이나 똑같은 몸을 가진 사람이라는 것을 쉽게 알 수 있을 텐데 어째서 이런 생각을 하는지 의아하기만 하다.

동물성 식품이 고혈압의 주범이다

고혈압은 동맥경화증 때문에 발생하는 증상이며 동맥경화증은 과도한 콜레스테롤과 중성지방에 의해서 생기는 병이라는 점을 누누이 강조해왔다. 따라서 콜레스테롤이 없고 중성지방이 적은 식품을 먹는 것은 고혈압을 예방하고 또한 치료하는 수단이 된다. 이런 원칙으로 보면 모든 동물성 식품은 고혈압을 일으키는 주범이 된다. 아예 동물성 식품을 먹지 않으면 고혈압이 발생하지 않고, 동물성 식품을 즐겨 먹던 고혈압 환자가 이런 식품을 완전히 끊으면 고혈압이 쉽게 치료된다.

동물성 식품을 금해야 하는 이유

고혈압을 예방하거나 치료하기 위해서는 일체의 동물성 식품을 먹지 말아야 한다. 동물성 식품이란 모든 종류의 고기, 모든 종류의 동물성 해산물, 각종 알, 우유를 비롯한 동물의 젖, 동물성 재료들을 사용하여 만든 가공식품을 일컫는다. 동물성 식품을 금해야 하는 대표적인 이유 몇 가지를 살펴보면 다음과 같다.

첫째, 동물성 식품에는 콜레스테롤이 많이 들어 있다. 다량의 콜레스테롤로 인해 동물성 식품을 먹는 사람에게 동맥경화증이 생기고 이어서 고혈압이 나타나게 된다.

둘째, 동물성 식품에는 중성지방이 많다. 모든 동물성 식품에는 중성지방이 많이 들어 있는데, 비계뿐만 아니라 살코기에도 상당량이 들어 있다. 혈액 중에 이 성분이 일정 수준 이상 포함되어 있을 때 동맥경화증이 생기고 결과적으로 고혈압이 발생한다.

셋째, 동물성 식품에는 섬유질이 없다. 섬유질은 음식을 적게 먹고도 배부르게 만들어 과식하지 않도록 도와준다. 뿐만 아니라 중성지방 수치를 내려가게 만들어 결과적으로 동맥경화증을 역행시키고 혈압을 내려가게 한다. 섬유질은 몸속에 있는 콜레스테롤의 감소를 촉진시켜 혈액 중의 콜레스테롤 농도를 줄여주는 역할도 한다. 이를 통해 동맥경화증 발생을 억제시키며 이미 생겨 있는 동맥경화증을 소멸시켜 혈압을 내려가게 만든다. 이처럼 혈압 강하에 도움을 주는 섬유질이 동물성 식품에는 전혀 들어 있지 않다.

완전히 금해야 한다

동물성 식품을 지금까지 먹던 양에 비해서 조금 줄이는 방향으로 조절하면 어떨까? 그런 미온적인 방법으로는 고혈압을 치료할 수 없다. 동물성 식품을 전혀 입에 대지 않는 정도로 철저하게 하지 않으면 효과가 별로 나타나지 않는다.

고혈압에는 동물성 지방을 적게 먹으라고 말하는 경우가 많은데, 이 말은 듣는 사람으로 하여금 고기를 먹되 비계가 없는 살코기를 먹으라는 뜻으로 받아들이게 만드는 문제가 있다. 또 기름이 들었다고 생각되지 않는 우유 또한 금할 필요가 없다는 생각을 하게 만든다. 그러나 비계가 없는 것처럼 보이는 순 살코기에도 상당한 양의 지방이 들어 있으며, 기름이 없어 보이는 우유에도 상당한 양의 지방이 들어 있어서 동맥경화증을 유발한다.*

고혈압에는 '동물성 지방을 줄여야 한다'는 식의 애매한 표현을 해서는 안 된다. 그보다는 '동물성 식품을 먹어서는 안 된다'라고 알아듣기 쉬운 말로 바꿔서 오해하는 일이 생기지 않게 해야 한다. 동물성 지방이 아니라 동물을 먹어서는 안 된다고 말해야 사람들이 금방 알아듣는다. 콜레스테롤이 들어 있는 음식을 줄이라고 말하지 말고 절대로 먹어서는 안 된다고 말해야 한다. 지금 병이 나 있는 판인데 줄이는 정도로 해서 될 문제가 아니다.

새우, 오징어 등 몇몇 해산물을 거론하면서 이런 것들을 먹지 않는 게 좋다고 말하는 사람들도 있다. 그러면 이를 듣는 사람은 '이것 이외에

---

* 우유에는 칼로리 비율로 52%나 되는 지방이 들어 있으며 이 중에서 약 60%가 포화지방(비계지방)이다. 저지방우유도 38%나 되는 지방이 들어 있다.

는 괜찮은 모양이다'라고 생각하기 쉽다. 이런 말로 사람들을 혼란스럽게 해서는 안 된다. 모든 해산물에도 콜레스테롤과 중성지방이 들어 있다는 점을 명확하게 말해 주어야 한다.

근거 없는 두려움을 버려라

동물성 식품을 전혀 먹지 않으면 건강이 나빠지지 않을까 염려하는 사람들이 대단히 많다. 모르면 두려움이 생기는 법이다. 이 부분에 대해 알아보도록 하자.

사람은 칼로리 비율로 단백질이 10% 미만, 지방이 10% 미만, 탄수화물은 80% 이상 되도록 음식을 먹어야 한다. 이 비율에서 벗어날수록 식품으로서의 가치가 떨어진다. 그런데 모든 동물성 식품은 과도하게 많은 단백질과 지나치게 많은 지방이 들어 있고 탄수화물은 거의(혹은 전혀) 들어 있지 않은 매우 기형적인 식품이다. 동물의 종류나 부위에 따라 다소 차이가 있지만, 대개는 칼로리 비율로 단백질이 50%, 지방이 50% 들어 있으며 탄수화물은 거의 없는 수준이다. 이 비율은 사람이 필요로 하는 비율과 너무나 차이가 난다. 단백질과 지방이 각각 5배 이상이나 들어 있어서 이 성분들로 인한 여러 가지 문제가 발생한다.

동물성 식품을 즐겨 먹으면 고혈압 이외에도 다른 많은 질병을 얻게 되고 일체 먹지 않으면 아주 건강해진다. 단정적으로 말하지만 동물성 식품을 전혀 먹지 않아도 몸에 아무런 이상이 생기지 않는다.

생선이 좋다는 말은 헛소문이다

 생선, 특히 등 푸른 생선이 고혈압에 좋다는 소문이 널리 퍼져 있다. 생선에는 혈액의 응고를 억제하는 성분이 들어 있어서 고혈압 환자에게 흔히 일어나는 뇌경색이나 심근경색을 줄여주기 때문에 이런 소문이 난 것으로 보인다.
 실제로 생선을 많이 먹는 사람은 혈액이 응고되는 시간이 지연된다는 사실이 확인되었다. 이런 효과를 발휘하는 성분은 생선기름 중의 일부를 차지하는 불포화지방산이다. 그러나 생선이 고혈압에 좋다는 말은 생선기름 중의 일부가 좋다는 말이지 생선살 전체가 좋다는 의미가 아님을 분명히 기억해야 한다. 생선살을 먹으면서 생선기름만 먹고 있다고 착각할 수 있기 때문이다.

생선의 기름 성분

종류나 부위에 따라서 차이가 있지만 평균적으로 생선 중에서 기름 성분이 차지하는 비율은 16% 정도가 된다. 이것은 수분을 제외한 살을 기준으로 한 것으로 나머지 대부분(82%)은 단백질이다. 결국 단백질이 지방의 5배 이상 많은 셈이다.

생선기름은 여러 가지 성분으로 이루어져 있는데 불포화지방산, 중성지방, 콜레스테롤 등이 들어 있다. 이 중에서 콜레스테롤과 중성지방은 먹어서는 안 되는 성분이다. 등 푸른 생선에 들어 있는 불포화지방산도 여러 가지 성분으로 구성되어 있는데, 그 중에는 '오메가-3' 계열에 속하는 EPA라는 불포화지방산이 많이 들어 있으며, 이 성분이 혈액의 응고를 억제하는 성분이다. 생선이 좋다고 말할 때 대상이 되는 것이 바로 이 성분이다.

생선을 먹으면 안 되는 이유

좋은 성분이 들어 있음에도 불구하고 생선을 먹는 것은 고혈압의 예방과 치료에 좋지 않은 영향을 끼친다. 도대체 왜 그런 것일까? 지금부터 혈압을 위해 생선을 먹지 말아야 하는 이유를 살펴보도록 하자.

① 기름이 적고 단백질이 많다

생선살에는 단백질과 지방이 들어 있다. 좋다는 소문을 듣고 생선을 먹을 때 기름을 분리해서 먹는 사람은 아무도 없고 생선살 전체를 먹는다. 생선기름을 먹을 생각이었으나 결과적으로 생선 전체를 먹게 되는 셈이다. 생선살에는 기름이 16%, 단백질이 82% 들어 있고, 나머지 2% 정도가 탄수화물이다. 16%를 먹겠다는 목적으로 실제로 82%를 차지하는 단백질도 불가피하게 먹게 된다. 단백질은 몸에 많이 필요하지 않은 성분으로, 혈액을 산성화시켜 많은 문제를 일으킨다.

② 먹어서는 안 되는 기름 성분도 들어 있다

생선기름에는 EPA를 포함한 오메가-3 지방산 이외에 콜레스테롤과 중성지방도 들어 있다. 콜레스테롤과 중성지방은 먹지 말아야 하는 성분이다. 둘 다 몸에 필요한 물질이긴 하지만 몸이 알아서 적당량 만들어 내기 때문이다. 콜레스테롤과 중성지방이 포함되어 있는 생선기름 전체를 먹으면서 EPA를 비롯한 오메가-3 지방산만 먹고 있다고 착각하는 사람들이 많다.

③ 상한 기름을 먹기 일쑤다

불포화지방산은 쉽게 상하고 상한 것을 섭취하면 상당히 해롭다. 암과 동맥경화증을 유발하고 노화를 촉진하는 것으로도 알려져 있다. 싱싱한 날 생선을 먹으면 그런대로 이 문제를 피해갈 수 있지만 굽거나 절인 생선의 기름은 상했다고 보면 거의 틀림없다.

④ 생선을 먹지 않아도 혈전 형성을 억제할 수 있다

혈액 중의 콜레스테롤과 중성지방이 충분히 낮고 동맥경화증이 없으면 혈전이 생길 가능성은 거의 없다. 혈전은 콜레스테롤과 중성지방이 지나치게 많고 이미 동맥경화증으로 혈관이 좁아져 있을 때 흔히 생기기 때문이다. 따라서 생선의 기름을 먹으려고 하기 전에 콜레스테롤과 중성지방을 낮추려는 노력부터 기울여야 한다. 모든 동물성 식품을 먹지 않으면 동맥경화증이 차차 사라지기 때문에 일부러 생선을 먹을 이유가 없어진다.

⑤ 생선의 불포화지방산은 몸에서 만들어지는 성분이다

오메가-3 계열에 속하는 불포화지방산에는 여러 종류가 있으며 그 중 어떤 성분은 생선 기름에 들어 있고 또 다른 종류는 곡식과 채소에 들어 있다. 사람의 몸은 곡식과 채소에 들어 있는 불포화지방산을 이용해서 생선에 들어 있는 불포화지방산을 만들어 낸다. 따라서 많은 문제점을 안고 있는 생선을 굳이 먹어야 할 이유가 없다. 곡식과 채소를 먹으면 아무 부작용 없이 생선기름에 있는 성분이 몸에서 만들어지기 때문이다. 곡식과 채소는 혈전 형성을 억제할 뿐만 아니라 동맥경화증 자체를 소멸시키는 역할을 하기 때문에 생선기름과는 비교할 수 없을 정도로 좋은 식품이다.

곡식의 경우 불포화지방산이 주로 속껍질과 씨눈에 많이 들어 있기 때문에 덜 도정하여 속껍질과 씨눈이 남아 있는 것을 먹어야 한다. 쌀을 덜 도정한 현미를 먹고, 밀은 밀기울이 전부 포함된 통밀가루를 먹으면 불포화지방산을 충분히 섭취할 수 있다. 현미는 백미에 비해서 약 6배나 많은 불포화지방산이 들어 있다.

쌀과 밀 이외에도 참깨, 들깨, 콩과 같이 기름을 많이 함유하고 있는 곡식도 혈전 형성을 억제하는 역할을 한다. 그렇다고 이런 곡식의 기름을 많이 먹어야 한다는 뜻은 아니다. 불포화지방산은 사람에게 아주 소량만 필요하므로 굳이 식물성 기름을 찾아서 많이 먹을 필요는 없다.

식물성 식품은 강력한 고혈압 치료제다

고혈압은 식물성 식품만을 적극적으로 먹지 않아서 생긴 병이라고 해도 크게 틀리지 않는다. 동물성 식품을 먹지 않고 식물성 식품만 먹으면 대부분의 고혈압은 해결이 가능하다. 문제는 식물성 식품만 먹고는 건강할 수 없다는 고정된 생각에 있다. 식물성 식품만 먹어도 아무 문제가 없음에도 불구하고 오랫동안 세뇌되고 이데올로기화 되어버려서인지 그런 말을 아예 들으려고 하지 않는다. 고통을 당하고 나서야 제정신이 드는 모습을 볼 때마다 안타깝기만 하다. 얼마나 더 많은 사람이 고혈압으로 죽어야 비로소 깨닫게 될지 답답하다.

식물성 식품이 혈압을 내려가게 하는 이유

식물성 식품에는 고혈압을 만드는 성분이 없기 때문에 처음부터 식물성 식품만 먹으면 고혈압이 생기지 않는다. 뿐만 아니라 식물성 식품만 먹으면 이미 생겨 있는 고혈압도 사라진다.

① 식물성 식품에는 콜레스테롤이 들어 있지 않다

곡식·채소·과일에는 동맥경화증을 일으키는 성분인 콜레스테롤이 전혀 들어있지 않다. 곡식·채소·과일만 먹으면 동맥경화증이 발생하지 않기 때문에 고혈압도 자연스레 예방된다. 뿐만 아니라 식물성 식품만 먹어서 콜레스테롤이 충분히 낮아지면 이미 형성되어 있는 동맥경화증이 사라지고 혈압이 내려간다.

② 식물성 식품에는 중성지방이 적게 들어 있다

모든 자연 상태의 식물성 식품은 무게(혹은 부피)에 비해서 지니고 있는 칼로리의 양이 적다. 따라서 넉넉히 배부르게 먹어도 실제로 섭취하는 칼로리의 양이 많지 않다. 식물성 식품만 먹으면 비계 성분인 중성지방이 많이 만들어지지 않고 결과적으로 동맥경화증이 생길 가능성도 그만큼 줄어든다. 자연에 가까운 식물성 식품만 먹는 사람들은 대부분 건강하게 야윈 체격에 혈압이 낮다.

③ 식물성 식품에는 섬유질이 풍부하게 들어 있다

섬유질이 풍부하게 들어 있는 식품은 많이 먹지 않아도 금세 배가 불러온다. 따라서 식물성 식품만 먹으면 비만해지지 않고 중성지방이 낮게 유지되어 동맥경화증이 생기지 않을 뿐만 아니라 이미 형성된 동맥경화증이 해소된다.

섬유질은 대변을 통해 콜레스테롤을 원활하게 배출시키는 기능이 있다. 이를 통해 혈액 중의 콜레스테롤을 낮게 유지시킴으로써 동맥경화증을 치료하고 예방하는데 도움을 주며, 결과적으로 고혈압을 예방하고 치료할 수 있게 한다. 이처럼 고혈압에 중요한 역할을 하는 섬유질은 식물성 식품에만 들어 있다. 물론 자연에 가까울수록 섬유질이 풍부하고 가공하면 할수록 섬유질의 양이 적어진다.

④ 식물성 식품에는 항산화 성분들이 많이 들어 있다

항산화 성분이란 조직(세포)이 산소에 의해서 상하는 것을 막아주는 성분을 말한다. 조직은 산소를 필요로 하지만 산소에 의해서 상하기도 하는데 동맥경화증도 바로 이 같은 산화적인 손상에 의해서 촉진되는 것으로 알려져 있다. 항산화 성분 중에서 널리 알려져 있는 것으로 비타민 C, 비타민 E, 베타카로틴, 식물의 색깔과 향과 맛을 내는 성분(피토케미컬) 등이 있다. 이런 성분들은 식물의 씨와 껍질에 집중적으로 들어 있기 때문에 가능하면 씨와 껍질을 먹는 것이 좋다. 동맥경화증 예방과 해소에 중요한 역할을 하는 항산화 성분 역시 식물성 식품에만 들어 있고 동물성 식품에는 전혀 들어 있지 않다.

자연에 가까운 상태로 먹어야 한다

식물성 식품만 먹되 자연에 가까운 상태로 먹는 것이 가장 좋다. 모든 곡식의 껍질과 씨눈에는 섬유질을 비롯한 소중한 성분이 집중적으로 많이 들어 있기 때문에 이 두 부분이 붙어 있는 상태의 곡식을 먹는 것이 좋다. 이런 식품은 영양소로 가득 차 있고, 배불리 먹어도 비만해질 우려가 적으며, 가공과정을 거치지 않았기 때문에 해로운 성분이 첨가되어 있지도 않아서 안전하다. 이런 조건을 두루 갖춘 것이 현미와 통밀(통밀가루)이다.

모든 식물성 식품은 열을 가하지 않은 원래의 상태일 때 가장 영양소가 풍부하다. 현미를 밥으로 먹는 것만 해도 백미밥과 비교할 수 없을 정도로 좋지만 더 욕심을 내어 현미를 물에 불려 날로 먹으면 더 좋다.

식물성 식품이지만 가공한 것은 단맛이 나고 칼로리 밀도가 높아서 많이 먹게 되고 결과적으로 중성지방이 올라간다. 공장을 거쳐 나온 것들은 대부분 여기에 속하므로 주의가 필요하다. 곡식음료(곡식을 원료로 만든 음료로 콩음료·쌀음료·깨음료 등), 과일주스, 과자, 빵, 떡 등은 모두 식물성 식품이지만 피하는 것이 좋다.

현미는 식이요법의 핵심

식물성 식품 중에 중요하지 않은 것이 하나도 없지만 그중에서도 곡식은 의미가 특별하다. 현미에는 백미보다 섬유질이 많이 들어 있어서 적게 먹어도 배가 불러 과식을 하지 않게 된다. 뿐만 아니라 소화가 천천히 되기 때문에 쉽게 허기가 지지 않아서 간식을 먹지 않아도 견딜 수 있게 만들어 준다. 이런 효과로 인해 중성지방 수치를 낮게 유지시켜 동맥경화증을 사라지게 하고 혈압을 내려가게 만든다. 또 섬유질은 콜레스테롤 배설을 증가시켜 동맥경화증을 역전시킴으로써 혈압을 떨어뜨린다.

이렇게 중요한 역할을 하는 섬유질은 백미에 비해서 현미에 3배 이상 들어 있다. 100그램의 현미에는 1.3그램의 섬유질이 들어 있는 반면, 100그램의 백미에는 0.4그램의 섬유질이 들어 있다. 이처럼 섬유질이 적게 들어 있는 백미를 먹으면 고혈압을 치료하기가 매우 어렵다.

섬유질은 곡식보다 채소와 과일에 많이 들어 있다고 생각하는 사람들이 많다. 그런 사람들은 백미를 먹으면서 채소와 과일을 먹으면 섬유질 섭취를 걱정하지 않아도 된다는 생각을 한다. 그러나 실제 내용을 살펴보면 생각과 많이 다르다는 것을 알 수 있다. 몇 종류의 채소를 섞어서 매끼에 100그램 정도를 먹는다고 가정해 보자. 채소 100그램은 매끼마다 계속해서 먹기에는 부담이 될 정도로 많은 양이다. 이에 비해서 현미는 한 끼에 성인을 기준으로 150그램 정도를 먹을 수 있다.

한국인들이 즐겨 먹는 채소 네 종류를 합쳐서 100그램을 먹을 때 섬유질 섭취량은 1.43그램 정도이고* 현미 150그램을 먹을 때 섭취하는 섬유질의 양은 1.95그램이다. 섬유질이 채소에 많이 들어 있다는 생각에 몰두하여 쌀에 들어 있는 섬유질의 비중을 간과해서는 안 된다. 현미만 먹을 때 섭취할 수 있는 섬유질의 양이 채소와 백미를 함께 먹을 때 섭

---

* 100그램을 기준으로 배추에는 0.7그램, 상추에는 0.8그램, 케일에는 1.8그램, 깻잎에는 2.4그램의 식이섬유가 들어 있다. 한 끼에 배추, 상추, 케일, 깻잎을 각각 1/4씩 섞어서 모두 100그램을 먹는다고 가정하면 1.43그램의 식이섬유를 섭취하는 셈이 된다.

취할 수 있는 섬유질의 양(2.03그램)*과 거의 동일한 수준일 만큼 어떤 쌀을 먹느냐가 중요하다.

섬유질 섭취를 충분히 하기 위해서는 현미를 먹지 않고 달리 방법이 없다. 다시 한 번 강조하지만 백미를 먹으면서 고혈압을 치료하기는 대단히 어렵다는 점을 분명히 인식할 필요가 있다.

식물성 식품만 먹는 습관이 몸에 배면 숨을 쉬듯이 자연스러워진다. 숨쉬기가 의식의 대상이 되지 않을 정도로 너무도 당연한 것이듯, 식물성 식품만 먹는 것도 아주 자연스럽게 익숙해질 수 있다. 그렇게 되면 혈압 또한 의식하지 않아도 적정 수준으로 유지된다.

---

* 채소 100그램에서 1.43그램, 백미 150그램에서 0.6g그램을 합친 수치

짠 음식은 고혈압 치료의 걸림돌이다

사람에게는 나트륨(Na)과 염소(Cl) 원소가 필요하며 이들이 부족하면 생존이 불가능하다. 그래서 이 두 원소가 결합된 염화나트륨(NaCl)이 바로 소금이므로 '소금을 먹지 않으면 안 되겠구나' 하고 쉽게 생각하는 경향이 있다. 게다가 위에는 위산이라고 부르는 염산(염화수소 HCl)이 분비되는데 염산을 구성하고 있는 성분 중 하나가 염소이며 염소 성분이 들어 있는 물질이 소금이기 때문에 소금을 적당량 먹어야 한다는 주장이 많은 이들의 호응을 얻고 있다.

이는 하나는 알고 둘은 모르는 오해가 낳은 우스꽝스러운 이야기다. 나트륨 원소와 염소 원소가 필요하다고 해서 이 둘이 결합된 소금이 필요하다고 순진하게 생각해서는 안 된다. 그보다는 나트륨 원소와 염소 원소가 들어 있는 식품을 먹으면 되는데, 그런 식품이 바로 식물성 식품, 즉 곡식과 채소와 과일이다. 염분은 자연 상태의 모든 식품에 이미 사람에게 필요한 만큼 포함되어 있다.

  소금은 나트륨이 농축되어 있는 물질이기 때문에 직접 먹게 되면 나트륨을 너무 많이 섭취하게 된다. 반면에 식품의 형태로 먹게 되면 나트륨을 많이 섭취할 수 없어서 안전하다. 식물성 식품만 먹으면 많이 먹지 않아도 배가 부르기 때문에 결과적으로 나트륨 섭취량이 제한될 수밖에 없다. 소금은 고혈압을 일으킬 뿐만 아니라 위를 자극하여 위염을 비롯한 위장 질환과 위암을 일으키는 것으로 알려져 있다. 반면에 나트륨이 들어 있는 식물성 식품은 위에 해를 입히지 않는다.

소금이 고혈압을 일으키는 이유

  '소금 먹은 놈이 물켠다' 라는 속담이 있다. 음식을 짜게 먹으면 갈증이 나서 물을 마시고 싶은 욕구를 느낄 수밖에 없다. 소금을 채소에 뿌려 놓으면 채소에서 물이 빠져나와 숨이 죽는데, 이 역시 소금의 나트륨에 물을 끌어당기는 성질이 있기 때문이다. 섭취된 물은 흡수되어 혈액의 양을 증가시키는데, 이로 인해 결과적으로 혈압이 올라간다. 혈관은 반폐쇄 공간이므로 과다한 나트륨과 물이 혈관 밖으로(소변으로) 빠져나가기 전까지는 증가된 수분으로 인해 혈압이 높아진 상태로 유지된다.

  문제는 염분의 나트륨이 쉽게 몸 밖으로 배출되지 않는다는 점에 있다. 콩팥이 나트륨의 배출을 억제하기 때문이다. 뿐만 아니라 혈액 중의 염분 농도가 높아지면 소변으로 수분이 배출되지 않도록 억제하는 호르몬이 분비되어 수분을 몸 안에 모으게 되기 때문에 혈액의 수분량이 쉽게 감소하지 않는다. 이처럼 한 번 몸에 들어온 나트륨은 여러 길을 통해서 혈압을 상승시키므로 아예 섭취 자체를 줄이는 것밖에 다른 방법이 없다.

염분의 특성

염분은 나트륨 원소와 염소 원소로 이루어져 있는데, 염소 원소는 나트륨 원소의 움직임을 뒤따르는 성질을 가지고 있다. 따라서 고혈압과 관련해서는 나트륨 원소에 주목해야 한다. 그럼 여기서 염분의 주요 특징을 살펴보도록 하자.

첫째, 나트륨 원소는 이른바 삼투성이라고 하는 물을 잡아당기는 성질을 갖고 있다. 짜게 먹고 나면 물이 쓰이는 이유가 바로 나트륨의 이 같은 성질 때문이다. 나트륨 성분이 흡수되어 혈액 중 농도가 상승하게 되면 혈관 안으로 물을 끌어들여 수분이 많아지고 그 결과 혈압이 올라간다.

둘째, 나트륨 원소는 비소모성 성분이다. 나트륨 원소는 소변, 대변, 땀, 눈물 등으로 조금 배설되는 정도에 그치는 성분으로, 한 번 몸에 들어오면 아주 오랫동안 머무는 특징이 있다. 따라서 나트륨 원소는 아주 조금만 섭취해야 한다. 여기에서 조금이라는 말은 소금으로 조금이라는 뜻이 아니라 자연 상태의 식물성 식품에 들어 있는 양 정도를 말한다. 다시 말해 소금의 형태로는 먹지 말아야 한다는 의미이다.

음식을 짜게 먹는 습관

우리나라에 고혈압 환자가 많은 이유 중 하나가 짜게 먹는 습관 때문이다. 우리가 즐겨 먹는 음식에는 짠 것이 많은데 그 이유에 대해 알아보도록 하자.

첫째, 우리나라 음식은 대체로 물기가 많다. 물을 부어 밥을 짓기 때문에 싱거울 수밖에 없고 당연히 짠 반찬 생각이 난다. 국이나 찌개나 탕에도 국물이 많아 싱겁기 때문에 소금을 첨가하거나 소금이 많이 든 장류를 넣어 끓인다.

둘째, 뜨거운 음식을 즐긴다. 국, 찌개, 탕은 식으면 맛이 없어 따뜻하거나 뜨거운 상태로 먹는 경우가 대부분이다. 그런데 짠맛은 뜨거우면 잘 느껴지지 않는 특성이 있다. 음식이 끓고 있을 때 간을 맞추면 짜게 될 수밖에 없다. 국이나 찌개나 탕이 식었을 때 매우 짜게 느껴지는 것 역시 이런 이유 때문이다.

셋째, 우리가 오래 전부터 즐겨 먹어온 전통식품에는 짠 음식들이 많다. 된장, 고추장, 간장, 청국장과 같은 장류와 김치, 장아찌, 젓갈 등의 염장식품과 절인 생선과 같은 저장식품이 대표적이다. 이런 식품이 없는 식탁을 상상할 수 없을 정도로 밥상 위에 짠 음식들이 일정한 자리를 차지하고 있다.

김치는 고혈압의 적이다

김치는 한국을 대표하는 음식일 뿐만 아니라 세계로 수출까지 하고 있는 식품이다. 한 평생 김치만 연구하는 사람들이 있을 만큼 한국인의 주요 관심사가 되어 있고, 김치냉장고는 주부들이 갖고 싶어 하는 가전제품 중 최우선순위를 차지하고 있다. 다른 반찬이 없어도 김치만 있으면 밥 한 그릇은 비울 수 있는 게 한국인들의 식성이다. 그러나 고혈압의 주요 원인 중 하나가 과도한 소금 섭취라는 점을 감안하면 김치에 의존하는 식생활에서 벗어나지 않으면 안 된다.

김치는 채소가 나지 않는 겨울철에 채소를 먹기 위해서 만들어진 식품이다. 발효되었을 때 생기는 다양한 맛을 즐기려는 것도 김치를 만드는 이유 중 하나이긴 하지만, 가장 큰 목적은 그것이 겨울에 채소를 먹을 수 있는 거의 유일한 방법이기 때문이다.

냉장고가 없던 시절에는 주로 겨울철에 김치를 먹었고 여름철에는 별로 먹지 않았다. 며칠 안에 먹을 수 있도록 물김치를 조금 담그는 정도가 전부였다. 여름에는 김치가 빨리 시어지기 때문에 김장용 김치처럼 많이 담을 수가 없을 뿐만 아니라 싱싱한 채소가 많이 나기 때문에 굳이 절여서 저장한 채소를 먹지 않아도 되었다.

그러나 냉장고가 보편화된 이후부터는 오히려 사시사철 김치를 즐겨 먹게 되었다. 시어지기 쉬운 여름에도 일부러 김치를 담그고, 채소가 많이 나는 철임에도 불구하고 절인 배추를 먹는다. 물론 냉장고나 김치냉장고 덕분으로 예전처럼 김지를 아주 짜게 담그지는 않아도 괜찮게 되었지만, 그만큼 김치를 먹을 기회가 더 많아지고 소금섭취량도 늘어나게 되었다.

가공식품에는 소금이 많이 들어 있다

농수산물 원 식재료를 구입하기보다 이미 반쯤 만들어 놓은 식재료를 구입하는 경우가 많아지고 있다. 이런 가공식품에는 소금이 많이 들어 있다. 긴 유통기간 동안 변질되지 않도록 해야 하는 것은 물론 짜야 맛있게 느껴지고 많이 팔리기 때문이다.

어묵, 햄, 소시지, 포(육포, 생선포), 맛살, 치즈, 통조림, 마요네즈, 마가린, 수프, 카레, 국수, 라면, 케첩, 소스 등에는 강한 짠맛이 난다. 식재료뿐만 아니라 빵, 떡, 과자(칩, 크래커), 팝콘, 건빵, 조미땅콩 등 그대로 먹을 수 있는 가공식품도 짜기는 마찬가지다.

외식이 짜게 먹는 주요 요인

사먹는 음식은 매우 짜다. 짜면 맛있게 느끼고 싱거우면 맛없게 느끼는 것이 사람의 혀다. 그래서 음식점에서 파는 음식은 대체로 짜다. 그래야 사람들이 맛있는 집이라고 생각하기 때문이다. 외식을 많이 하는 생활양식을 가진 한국인들은 자신의 의사와 관계없이 소금섭취가 많을 수밖에 없다. 짠맛으로 느껴지지 않는 화학조미료에도 염분이 들어 있다는 사실을 잊어서는 안 된다.

무염식이 원칙

원리적으로 사람은 소금을 먹지 않아야 한다. 염분은 소모되지 않는다고 해도 틀리지 않을 정도로 아주 적게 소모되기 때문이다. 뿐만 아니라 자연 상태의 모든 식물성 식품에 이미 염분이 들어 있어서 식물성 식품만 먹으면 염분이 충분히 공급된다. 사람을 제외한 모든 동물은 소금을 별도로 먹지 않는다는 사실을 통해서도 사람에게 별도의 소금이 필요치 않으리라는 통찰을 얻을 수 있다.

소금 섭취를 줄이는 지혜

자연 상태의 식품에는 약간의 염분과 쓴맛, 떫은맛, 신맛 등을 내는 칼슘, 마그네슘, 포타슘(칼륨) 등이 들어 있다. 이 성분들이 어우러지면 소금을 첨가하지 않아도 싱겁지 않을 정도가 되므로 이 성분들이 줄어들지 않도록 요리방법을 선택하고 요리과정도 줄여야 한다. 뿐만 아니라 자연 상태의 식품에 들어 있는 여러 가지 유기산은 다양한 맛을 내어 소금의 맛을 대신할 수 있으므로 이 성분도 소실되지 않도록 요리에 주의가 필요하다.

채소의 경우 물을 붓고 열을 가하면 위에 열거한 성분들이 소실되기 때문에 싱거워져서 소금을 첨가할 수밖에 없게 된다. 그러므로 채소는 가능하면 날 것으로 먹는 방법을 택해야 한다. 소금 대신 파, 부추, 양파, 허브, 마늘, 생강 등을 사용하거나 식초, 후춧가루, 겨자 등으로 양념하면 소금을 적게 넣어도 싱겁지 않다.

백미를 만드는 과정에서 깎여나가는 속껍질에는 칼슘, 마그네슘, 칼륨 등이 많이 들어 있다. 이 성분들은 염분인 나트륨을 대신해서 덜 싱겁게 해 준다. 이런 이유로 백미를 먹을 때는 밥이 싱겁게 느껴져서 짠 반찬을 찾게 되는 반면, 현미를 먹으면 반찬이 싱거워도 문제없이 밥을 먹을 수 있다.

약 삼아 소금을 먹는다

죽염을 비롯한 구운 소금과 기타 가공식염을 먹어서 병을 고친다는 소문을 듣고 따라하는 사람들이 적지 않다. 또 천연염은 가공염과는 달라서 오히려 몸에 좋기 때문에 안심하고 먹어도 된다는 주장을 하는 사람들도 많다. 그러나 가공과정에서 나트륨 성분이 없어진다면 모르겠지만, 그 성분이 그대로 있다면 어떤 종류의 소금도 먹지 말아야 한다. 아직까지 나트륨 성분이 없는 가공염이 있다는 소문을 듣지 못했다.

소금은 습관성 물질

짜게 먹는 사람치고 자신이 짜게 먹는다고 생각하는 사람은 별로 없다. 또 음식이 싱거우면 밥을 못 먹는 사람들이 많다. 어떤 사람들은 자신이 짜게 먹는 체질을 타고났다고 착각하기도 한다. 그러나 짜게 먹거나 싱겁게 먹는 것은 선천적으로 결정된 것이 아니라 후천적으로 몸에 밴 습관이다. 오랫동안 짜게 먹어서 짠맛이 자연스럽게 생각되기 때문에 그런 것일 뿐, 싱겁게 먹는다고 해서 문제가 생기는 것은 아니다.

싱겁게 먹는 것이 습관이 되면 짠 음식이 매우 고통스럽다. 속이 따갑고 입안이 화끈거려서 짠 음식을 피하게 된다. 싱겁게 먹는 것은 극기 훈련하듯이 계속해서 욕망을 억눌러야 하는 힘든 일이 아니며 익숙해지면 아주 자연스러워지는 습관이다.

이렇게 보면 소금을 습관성 물질이라고 불러도 틀리지 않을 것 같다. 담배, 술, 마약과 같은 습관성 물질들이 끊기 힘들지만 불가능한 것이 아니듯, 짜게 먹는 습관을 고치는 것도 비록 힘들기는 하지만 불가능한 일은 아니다. 싱겁게 먹을수록 고혈압 예방과 치료를 비롯한 여러 가지 유익이 많다는 확신을 가지면 고치지 못할 일도 아니다.

지금까지 짠맛에 길들어 온 입맛을 당장 무염식으로 고치라는 말은 아니다. 그러나 소금을 꼭 먹어야 하는 것이 아님을 분명히 인식하고 있으면 소금 사용을 점점 줄일 수 있게 될 것이다.

커피를 비롯한 카페인 식품을 멀리하라

마시지 않는 사람이 드물 정도로 커피는 아주 보편적인 음료가 되었다. 그러나 커피는 혈압에 좋지 않은 영향을 미치는 식품이므로 마시지 않는 것이 좋다. 비단 커피뿐만 아니라 카페인이 들어 있는 모든 식품(홍차, 콜라, 초콜릿, 초코우유, 박카스 등)도 해롭기는 마찬가지다.

커피는 심장을 자극한다

커피는 심근의 수축력과 심박출량을 증가시켜 동맥 내 혈액량을 늘려 혈압을 상승시킨다. 예민한 사람이 커피를 마시고 나서 가슴이 두근거리는 것을 보면 쉽게 이해할 수 있을 것이다. 비록 일시적이기는 하지만 혈압이 올라가도록 만든다는 얘기만큼은 고혈압 환자가 반드시 귀담아 들어야 한다.

커피는 탈수작용을 한다

커피를 마시면 누구나 소변을 자주 보게 된다. 이러한 현상은 커피가 콩팥을 통해 수분 배설을 촉진시키는 작용을 하기 때문이다. 그래서 야뇨증이 있는 어린이는 카페인이 들어 있는 식품(콜라, 초콜릿, 초코우유, 초코아이스크림)을 금해야 하고 요실금이나 과민성 방광인 사람도 커피와 같은 카페인 함유 식품을 피해야 한다.

커피의 이 같은 작용은 약간의 탈수를 일으키는데, 이로 인해 혈액이 끈끈하게 되고 결과적으로 혈전(피떡)이 생길 가능성을 높이게 된다. 고혈압 환자는 혈관이 좁아져 있어서 혈전이 만들어질 가능성이 높은 상태이기 때문에 혈액이 끈끈해지면 곤란하다.

설탕을 곁들여 마신다

커피를 쓴맛이 나는 채로 그냥 마시는 사람들도 있지만 대부분은 설탕을 넣어 마신다. 비록 적은 양이지만 설탕이 중성지방을 높인다는 사실을 알고 있다면 조심하지 않을 수 없을 것이다. 커피 한 잔에 타먹는 설탕 한 스푼의 양이 4~6그램 정도이고 16~24kcal의 열량을 낸다. 하루 한잔씩 마시면 1년에 830~1,250그램의 체지방이 늘어난다(지방 1그램은 수분을 제외하고 7kcal로 계산함). 체지방이 많아지면 혈액 중의 중성지방 농도에도 영향을 미쳐서 동맥경화증 발생에 일조하게 되고 결과적으로 혈압을 올라가게 만든다.

잠을 방해한다

커피는 각성효과가 있어서 잠자는 시간을 짧게 하고 깊은 잠을 방해한다. 수면부족은 스트레스 호르몬 분비를 촉진하고 혈압 상승으로 이어진다. 만성적으로 수면시간이 짧은 사람이나 장기간 밤낮 교대근무를 하는 사람들에게서 고혈압 유병률이 높은 이유가 바로 이 때문이다.

정리하면 이렇다. 피로회복제라는 이름으로 커피를 마시면 혈압을 상승시키거나 탈수를 일으켜 고혈압 환자에게 적지 않은 해를 끼친다. 피로는 일시적으로 각성시킨다고 풀어질 성질의 것이 아니다. 피로를 풀겠다면 커피를 마실 것이 아니라 잠을 자야 한다.

살을 빼야 고혈압을 치료할 수 있다

비만은 동맥경화증을 만들고 동맥경화증은 고혈압의 원인이 된다. 그러므로 비만과 고혈압은 한 가지 병의 먼저와 나중이다. 비만이 있으면서 고혈압을 비롯한 몇 가지 다른 증상을 가진 경우를 대사증후군이라고 부르는 것을 보면 이 두 증상을 하나의 큰 병(증후군)의 두 얼굴이라고 볼 수 있다. 비만은 체중계를 통해서 알 수 있고 고혈압은 혈압기를 통해서 확인하는 차이가 있을 뿐 실체는 하나다.

살찐 상태로는 고혈압이 절대 낫지 않는다

비만인 상태로 수십 년 동안 강압제를 복용하고 있는 사람들이 적지 않다. 혈압이 올라가는 원인을 그대로 둔 채로는 아무리 약을 써도 절대로 혈압을 내리지 못한다. 비만하면서 고혈압이 있는 사람은 살만 빼도 혈압이 큰 폭으로 내려간다.

살이 찌면 왜 혈압이 올라가는가

동맥경화증은 콜레스테롤과 중성지방으로 구성된 기름때에 의해서 발생하는데 살이 찌면 혈액 중의 중성지방이 상승한다. 더 정확하게 말하면 중성지방이 높기 때문에 살이 찐다. 중성지방이 될 수 있는 성분을 많이 먹으면 혈액 중의 중성지방이 높아지고, 이것이 지방세포로 들어가 축적되면 비만이 된다. 그러므로 비만이 있으면서 고혈압이 있을 때는 다른 무엇보다 먼저 음식을 조심해야 한다.

중성지방이 많이 들어 있는 식품, 즉 모든 동물성 식품을 금하고 식물성 식품을 배불리 먹되 칼로리 섭취가 많지 않도록 자연에 가까운 상태로 먹어야 한다. 이런 조건에 맞는 것이 현미밥, 채소, 과일이다. 이런 식생활을 할 때 자신도 모르게 조금씩 살이 빠진다. 이러다가 너무 살이 빠지는 것이 아닌가 염려할 정도로 하루가 다르게 군살이 줄어든다. 그렇다고 병적으로 체중이 줄어드는 일은 절대로 없으니 안심해도 된다. 표준체중을 약간 밑도는 수준 이하로는 절대로 내려가지 않는다.

술은 과도하게 혈압을 올리고 내린다

 술은 간을 해치고 거의 모든 암 발생에 직간접적으로 관계하는 것으로 알려져 있다. 그래서 술이라고 하면 으레 그런 쪽에 관한 문제에만 관심을 가진다. 그러나 술은 혈압과 관계되는 문제에도 상당한 영향을 미친다. 술이 심장혈관병이나 뇌혈관병을 줄여준다는 발표들이 있는데, 그래서 완전한 금주보다는 술을 절제하며 마시는 것이 건강에 더 이롭다고 권고하는 이들도 있다. 그러나 이를 반박하는 조사 발표도 많은 만큼 신중하게 받아들여야 할 것이다. 여기서는 술이 혈압과 관계되는 문제에 대해서만 살펴보자.

알코올이 혈압을 올린다
 술에 들어 있는 알코올은 혈액 중의 중성지방이 상승하는 과중성지방혈증을 일으킨다. 이는 술을 많이 마시는 사람들에게 지방간이 생기는 이유와 같다. 과중성지방혈증은 동맥경화증을 유발하고 나아가 고혈압으로 이어진다.

술을 마시면 가슴이 두근거리는 사람들도 있다. 알코올이 심장박동을 빠르게 만들기 때문이다. 혈액을 내보내는 심장이 빨리 펌프질을 하게 되면 혈압은 올라가기 마련이다.

알코올이 혈압을 내린다

술을 마시고 나면 소변을 자주 보고 이튿날 아침 심한 갈증을 느끼게 된다. 탈수가 되었기 때문이다. 술은 알코올을 제외한 나머지 대부분의 성분이 수분이기 때문에 술을 마시면 물을 많이 섭취하는 셈이 된다. 그럼에도 불구하고 탈수가 일어나는 원인은 알코올이 소변의 과다배출을 막아주는 성분을 무력화시켜서 결과적으로 소변 배출을 과도하게 만들기 때문이다.

이와 같이 술은 탈수작용을 일으키고 결과적으로 음주 후 일정한 시간이 지나면 혈압을 내려가게 한다. 만약 동맥경화증이 있을 때 혈압이 내려가면 뇌경색과 심근경색이 발생할 가능성이 높아진다.

안주가 동맥경화증을 일으킨다

술을 마실 때는 고단백질 안주를 먹는 것이 간을 보호하고 술을 덜 취하게 한다는 얘기가 상식처럼 되어 있다. 그래서 고단백질 식품인 동물성 식품을 안주 삼아 술을 마신다. 잘 알다시피 모든 동물성 식품은 과단백 식품이자 과지방 식품이다. 이런 식품이 동맥경화증을 일으키고 결과적으로 고혈압을 일으킨다는 것을 이미 여러 차례 설명한 바 있다. 이처럼 술 자체로 인한 것은 아니지만 곁들여 먹게 되는 동물성 안주에 의해서도 고혈압이 발생한다.

음주와 동반하여 혈압을 올라가게 하는 나쁜 습관들

술을 마실 때 흔히 뒤따르는 것이 과식을 하고 밤늦게까지 음식을 먹는 행위이다. 또 집보다는 술집에서 마시는 경우가 더 많은데 대부분의 음식이 짜다. 이렇게 먹고 나면 오줌이 마려워서 자다가 깨는 경우도 있고, 속이 거북하여 깊은 잠을 잘 수 없게 된다. 이런 것들 모두가 혈압을 올라가게 만드는 요인이 된다.

가벼운 운동을 꾸준히 하라

부지런히 몸을 움직이는 것은 고혈압의 예방과 치료에 있어서 빼놓을 수 없는 요소다. 그런데 몸을 움직이지 않고도 살아가는데 큰 어려움이 없을 정도로 시대가 많이 변하고 있고 이런 기현상이 고혈압 발생률을 높이는데 일조하고 있다.

운동이 고혈압 치료에 도움이 되는 이유
운동은 혈액 중의 중성지방과 체중을 줄이는데 도움이 된다. 운동이 체중감소에 미치는 비중이 크지는 않지만 꾸준히만 한다면 상당한 감량 효과가 있다. 운동은 기분을 좋게 하고 감정을 안정시켜서 스트레스 호르몬 분비를 감소시키는 역할도 한다. 땀 흘려 운동을 하고 난 후에 느끼는 건강한 피로감이 이를 증명해 준다. 뿐만 아니라 이미 분비된 스트레스 호르몬은 운동에 의해서 분해되어 없어지므로 혈관수축이 감소하고 결과적으로 혈압이 내려가게 된다. 알맞은 운동은 깊은 잠에 빠지게 해서 피로회복에 도움을 주고 결과적으로 혈압을 내리는 역할을 한다.

운동은 변비 해결에도 도움이 된다. 변비로 인한 불쾌감 때문에 혈압이 올라가는 일이나 무리하게 힘을 주어 대변을 볼 때 혈압이 상승하는 일을 미연에 방지한다.

운동은 근골격계 질병(골다공증, 골관절염, 요통 등)이나 당뇨병을 예방하는 효과가 있다. 이런 병들이 이미 발병한 경우에는 통증과 스트레스를 줄여줌으로써 결과적으로 혈압이 내려가게 하는 효과를 발휘한다. 뿐만 아니라 운동은 근력과 민첩성과 유연성을 키워주어 넘어지는 사고 등으로 다치는 일을 줄여준다. 다쳐서 통증이 생기면 혈압이 올라가는데 이를 미리 예방해 주는 효과도 있다.

운동을 하는 사람은 그렇지 않은 사람에 비해서 생활습관이 건전한 경우가 많다. 운동을 하기 위해 일찍 자고 일찍 일어나며, 가능하면 해로운 음식이나 술을 절제하고 담배를 멀리하는 경향이 있다. 이런 것들이 고혈압의 치료와 예방에 유익하게 작용한다.

고혈압 환자에게 권할 만한 운동

평생 지속할 수 있는 운동이 바람직하다. 운동은 안전해야 한다. 쉽게 다칠 수 있는 운동이라면 피하는 것이 좋다. 관절이 상하거나 활성산소가 많이 발생하는 과격한 운동은 피해야 한다. 운동은 언제 어디서나 할 수 있어야 한다. 특별한 장소에 가야만 할 수 있는 운동은 오래 지속하기 힘들다. 날씨에 쉽게 영향을 받는 것도 권할 만한 운동은 아니다. 많은 비용이 많이 드는 운동도 피하는 것이 좋다. 저렴한 비용으로 돈을 들이지 않고 할 수 있는 운동이라면 권할 만하다. 장비 없이도 가능한 운동이 좋다. 운동이 생활의 필수 요소가 되면 가장 좋다. 걸어서 출퇴근하는 등 일상적으로 하지 않으면 안 되는 것과 겸하여 운동이 되면 좋다.

이와 같은 조건을 두루 갖춘 운동이 걷기다. 약간 숨이 차고 땀이 날 정도로 활기차고 빠르게 걷는 것이 가장 좋다. 여기에 더해 계단 걸어 오르기와 같이 강도가 조금 더 높은 운동을 보태면 더 바랄 게 없다. 일상에서 계단을 만나는 경우가 많은데 훌륭한 운동기구라고 생각하고 적극적으로 활용할 일이다. 고혈압을 가진 사람 중에 비만인 사람들이 적지 않은데, 비만인 사람들은 계단 운동을 할 때 주의가 필요하다. 올라갈 때는 걷고 내려 올 때는 엘리베이터를 타는 것이 관절을 보호하는 데 좋다.

물론 가볍게 뛰는 정도는 권할 만하다. 그러나 몸이 무거운 사람은 군살이 빠지기 전에는 뛰지 말아야 한다. 무거운 몸으로 뜀박질을 하면 관절이 많이 상한다. 뛰어서 빼려고 하지 말고 빼고 나서 뛰어야 한다. 운동은 살 빼는 수단으로는 적합하지 않다.

운동은 매일 해야 하고 적어도 30분 이상 하는 것이 바람직하다. 많이 걷는 직업을 갖고 있는 사람은 심혈관계통의 병이 적다는 말이 있을 정도로 걷는 것이 고혈압 치료에 큰 영향을 미친다.

운동도 가족의 도움이 필요하다

운동도 함께하는 사람이 있어야 오래 지속할 수 있다. 마음이 맞는 친구나 이웃과 함께 운동을 하면 서로 격려가 되고 나태해지는 것을 막을 수 있다. 무엇보다도 가족과 함께 운동할 수 있다면 가장 좋다.

잠을 충분히 자야 고혈압을 잡을 수 있다

잠이 보약이라는 말에서 알 수 있듯이 수면은 건강 전반에 절대적인 영향을 미친다. 지금부터 수면이 고혈압 발생에 어떤 영향을 미치는지 하나씩 살펴보도록 하자.

불면의 시대

현대인들은 서서히 잠을 빼앗기고 있다. 생산 현장에서 밤낮 없이 돌아가는 기계에 맞춰 야근을 해야 하고, 무한 경쟁의 시대에 살아남기 위해서 밤늦은 시간까지 활동한다. 자동차가 사람들을 밤낮없이 돌아다니도록 하고 휴대폰이 사람들을 조용하게 놔두지 않는다. 밤이 깊도록 놀거나 TV를 보거나 컴퓨터에 매달려 잠자는 시간이 줄어든다. 밝은 인공조명 아래서 생활하는 시간이 길어지면서 상대적으로 낮이 길고 밤이 짧은 환경에서 살고 있다. 온갖 소음 때문에 깊은 잠을 이룰 수가 없으며 피곤하다고 마신 커피가 잠을 쫓아버린다. 이처럼 사람들이 점점 야행성으로 바뀌고 있다.

깊은 잠을 자는 방법

하루에 8시간 정도는 잠을 자는 게 좋다. 충분한 잠은 다음날 왕성한 활동을 보장한다. 커피를 마시지 않고도 피곤을 느끼지 않을 정도로 충분히 자야 한다.

① 커피를 마시지 않아야 한다

커피에 들어 있는 카페인은 각성 효과가 있어서 잠을 깨우는 역할을 한다. 커피를 피로회복제로 착각하는 사람들이 많이 있으나 피로가 없어지는 것이 아니고 단지 느끼지 못하게 해 줄 뿐이다. 풀리지 않은 채로 고스란히 쌓여 있다가 한꺼번에 큰 병으로 폭발한다. 잠 이외에는 피로회복제가 없다는 사실을 잊어서는 안 된다.

② 밤늦게 음식을 먹지 않아야 한다

늦은 시간에 술이나 음식을 먹게 되면 먹은 것을 소화하느라 몸이 쉬지 못하고 따라서 깊은 잠을 이루기 어렵게 된다. 되도록 저녁 8시 이후에는 음식을 먹지 않는 것이 좋다.

③ 적절한 육체활동이 필요하다

낮 동안에는 몸에 땀이 날 정도의 몸놀림이 필요하다. 육체노동이나 운동은 단잠을 보장해 준다.

④ 주위를 캄캄하게 해야 한다

모든 조명등을 끄고 창밖에서 새들어 오는 빛도 차단하여 캄캄하게 만들어야 깊은 잠을 자기 좋다.

⑤ 잠자는 시간을 항상 일정하게 유지해야 한다

몸의 리듬이 유지되도록 일정한 시간에 자고 일어나야 한다.

수면 부족이 혈압에 미치는 영향

사람의 몸은 지구의 자전 주기에 절대적인 영향을 받는다. 아침에 해가 뜨면 몸이 활동할 준비를 갖추고 반대로 밤이 되어 해가 지면 잠자리에 들 준비를 한다. 이와 같은 생체 시계에 따라 주간에는 활동을 하고 야간에는 쉬어야 한다.

낮에는 교감신경계의 활동이 활발해지고 밤에는 부교감신경계가 활성화된다. 교감신경은 혈압을 올리는 작용을 하기 때문에 활동시간이 많아지면 그만큼 교감신경계의 활동량이 늘어나고 혈압이 상승해 있는 시간이 길어진다. 반면 부교감신경계가 활성화 되는 시간이 길어지면 그만큼 혈압이 낮게 유지된다.

수면이 부족하면 몇 가지 스트레스 호르몬의 분비도 증가한다. 특히 부신피질에서 분비되는 코티솔은 혈압을 상승시킨다.

잠이 온다는 말은 그만큼 풀어야 할 피로가 쌓여 있다는 뜻이다. 잠이 온다는 건 활동이 과도하거나 잠이 부족하거나 둘 중 하나다. 졸린다고 각성제로 깨울 것이 아니라 잠으로 풀어야 한다. 커피잔 대신에 침대를 택해야 한다.

스트레스는 혈압을 올리는 주범이다

스트레스는 거의 모든 병에 직, 간접적으로 영향을 미치지만 특히 고혈압 발생에 결정적인 영향을 미친다. 따라서 스트레스를 어떻게 피하고 해소하느냐 하는 문제는 고혈압 치료에 중요한 위치를 차지한다.

스트레스를 조장하는 사회

사회의 복잡화, 24시간 생산활동과 영업, 야간문화의 확산, 생존경쟁, 교통혼잡, 소음공해, 운동부족, 야간조명, TV와 인터넷의 확산, 휴대폰의 무분별한 사용, 수면부족, 불량식품, 커피의 남용, 자극적인 대중매체, 직장 스트레스, 인간관계의 갈등, 가정불화, 범죄 등 현대인을 스트레스로 몰아넣는 요소가 한 둘이 아니다.

자살자가 많은 것만 보아도 스트레스가 어느 정도로 심각한지를 짐작할 수 있다. 2004년을 기준으로 우리나라의 한 해 자살 사망자 수는 11,523명으로 하루에 31.5명이나 되었다. 이 숫자는 많기로 소문난 교통사고 사망자 수(8,333명)보다 훨씬 더 많은 숫자다. 자살을 시도하는 숫자는 이보다 몇 십 배나 많다는 점을 생각하면 스트레스가 얼마나 우려할 만한 수준인지를 알 수 있다.

스트레스를 받으면 몸에 어떤 변화가 생기는가

정신적 혹은 육체적 스트레스는 교감신경계를 자극하고 스트레스 호르몬(카테콜아민, 코티솔) 분비를 촉진한다. 그 결과 동맥을 수축하여 저항성을 높이고, 심장박동을 강하고 빠르게 하여 혈압이 상승하게 만든다. 화를 내거나 놀랐을 때 가슴이 두근거렸던 경험을 떠올리면 이해하기 쉬울 것이다.

스트레스는 변비를 촉발하는데, 이 역시 영향이 적기는 하지만 고혈압에 좋지 않은 영향을 미친다. 스트레스는 두통, 소화기병(소화불량, 위염, 위궤양, 과민성 대장증후군)을 유발하기도 하는데, 이런 병들로 인한 통증이 혈압을 상승시킨다. 뿐만 아니라 스트레스는 불면증도 야기한다.

스트레스 대응방법

현대를 살아가는 사람으로 스트레스를 줄이는 묘안을 찾기란 참으로 어렵다. 그리고 스트레스로부터 완전히 자유로워진다는 것은 거의 불가능해 보인다. 그러나 고혈압을 비롯한 질병으로부터 자신을 지키기 위해서는 스트레스의 영향에서 벗어나도록 노력하지 않으면 안 된다. 이를 위해 중요한 것이 검소하고 소박한 삶이다. 검소하면 삶의 질이 높아지고 삶의 구조를 단순화시키면 스트레스를 줄일 수 있다. 경제적인 여유가 어느 정도까지는 삶의 질을 높여주지만 한계가 있다는 사실을 인식하는 것이 중요하다.

그밖에 스트레스의 영향에서 벗어나는데 도움이 되는 몇 가지 방법을 제시하면 다음과 같다.

① 용서(관용)

타인을 용서하는 것은 남을 사랑하는 것이 아니라 바로 자신을 사랑하는 것이다. 용서는 스트레스를 털어내는 큰 배출구가 된다.

② 마음의 평정

명상이나 신앙심이 고혈압 조절에 도움이 된다는 말은 새삼스러운 얘기가 아니다. 고혈압을 치료하기 위해서 신앙을 가져야 한다는 말이 아니라 신앙이 고혈압 치료에도 도움이 된다는 의미다.

③ 충분한 수면

수면은 스트레스를 해소하는 매우 중요한 수단이다. 잠을 깊이 그리고 오래 자기 위해서는 준비가 필요하다. 낮에 땀이 나는 육체활동(육체노동이나 운동)을 하고, 잠을 쫓는 커피를 마시지 말고, 밤늦게 음식을 먹지 말고, 캄캄하고 조용한 수면환경을 만들어야 한다.

④ 운동

운동은 단잠을 불러와서 스트레스를 해소하게 만들기도 하지만, 땀을 흘리는 그 자체로도 상당한 스트레스 해소 효과가 있다. 기분 좋은 피로감이 느껴질 정도로 몸을 움직이는 것은 스트레스를 날려 버리는 좋은 수단이 된다.

흡연은 피를 끈끈하게 한다

인류가 담배를 피우기 시작한지 약 500년 가까이 되었지만 아직까지도 흡연으로 인한 폐해를 다 파악하지 못하고 있으며 앞으로도 계속해서 밝혀질 것으로 보인다. 흡연은 폐암을 비롯한 여러 가지 폐질환을 일으킨다는 사실이 이미 확인되었다.

한편, 폐질환 못지않게 사람에게 많은 폐해를 주고 있음에도 불구하고 상대적으로 관심을 끌지 못하는 병들이 많이 있는데 그 중 대표적인 것이 고혈압을 비롯한 혈관 관련 질병이다. 심장혈관병(협심증, 심근경색), 뇌혈관질환, 신장혈관질환(신부전증), 망막혈관질환, 다리 혈액순환장애(말초동맥질환) 등이 흡연과 관련하여 흔히 발생하는 혈관 관련 질병이다. 그럼 지금부터 흡연이 어떤 원리로 혈압을 상승시키는지 하나씩 살펴보도록 하자.

흡연이 고혈압을 일으키는 과정

흡연으로 인해 가장 먼저 나타나는 증상은 저산소증이다. 사람은 1분에 약 12회의 숨을 들이쉰다. 만약 1분에 1회씩 담배연기를 빨아들인다고 가정하면 1/12은 연기를 마시고 11/12은 맑은 공기를 흡입하는 셈이 된다. 만약 이보다 더 자주 담배를 입에 물면 그만큼 연기 흡입도 많아질 것이다. 담배 연기는 산소가 많이 줄어든 상태다. 들이마시는 공기에 산소가 부족하면 혈액은 이를 감지하고 적혈구를 더 많이 만들어낸다. 산소는 적혈구에 의해서 운반되는데 산소가 부족하면 운반체를 더 많이 만들어서라도 산소부족을 만회하려는 몸의 원리 때문이다.

적혈구 과다 상태가 되면 혈액의 점성이 높아지게 되는데, 혈액이 끈끈해지면 흘러가는 저항성이 증가하여 혈압이 상승하게 된다. 적혈구 과다증은 고혈압뿐만 아니라 혈액이 응고될 가능성도 높인다. 동맥경화증으로 혈관이 좁아진 부분이 있는 경우, 혈전이 생겨 혈관을 완전히 막아버림으로 인해 경색이 발생한다. 뇌혈관에 생기면 뇌경색, 심장혈관에 생기면 심근경색이 된다.

흡연의 또 다른 문제는 스트레스 호르몬 분비를 증가시킨다는 점이다. 연기를 흡입하면 몸은 이를 스트레스로 간주하여 스트레스 호르몬을 분비하게 된다. 가슴이 답답해지고 기침이 나고 질식할 것만 같은 공포심이 바로 스트레스다. 대표적인 스트레스 호르몬인 에피네프린, 노르에피네프린 등은 혈관을 수축시키고 심장박동 수와 수축력을 증가시켜 혈압을 올린다. 금연 후 체중이 늘었다는 이야기를 흔히 듣게 되는데 이 말을 뒤집어 보면 흡연이 살을 빠지게 한다는 의미이다. 그만큼 스트레스가 된다는 의미로 해석할 수 있다. 스트레스로 인해 기초대사율이 증가하여 살이 빠지는 것이다.

흡연자의 나쁜 생활습관

담배 피우는 사람치고 자신의 건강에 관심을 가지는 사람은 별로 없을 것이다. 게다가 술과 담배는 거의 붙어 다닌다고 해도 크게 틀리지 않다. 동물성 식품을 즐겨 먹고 운동을 싫어하는 등 동맥경화증을 일으키는 습관을 가지고 있는 경우가 많으리라는 추측을 쉽게 할 수 있다. 담배 피우는 사람 중에 채식주의자가 있을 것이라고 기대하는 사람은 별로 없을 것이기 때문이다.

흡연은 고혈압을 일으키는 중요한 원인이다. 고혈압이 목숨을 앗아갈 만큼 몸에 중요한 영향을 미치는 증상이라는 점을 감안하면 흡연이야말로 목숨을 건 행위라 말하지 않을 수 없다.

4
고혈압과 약물치료

고혈압은 약으로 못 고친다

고혈압 치료약은 세계적으로 가장 많이 처방되는 약 종류 중 하나일 정도로 매우 많이 사용되고 있다. 이 사실만 보아도 현대의학이 고혈압 치료에 있어서 얼마나 약물에 의존적인지를 알 수 있다.

고혈압 치료는 생활습관을 개선하는 정도로는 효과가 별로 없고 약물을 사용하는 것이 가장 확실한 치료법이라고 알려져 있다. 일반적으로 혈압약이라고 통용되고 있지만 혈압을 내리게 하는 약물이라는 뜻을 뚜렷하게 나타내기 위해서는 강압제(降壓劑) 혹은 혈압강하제라고 부르는 것이 더 적합할 것으로 보인다.

혈압이 높은 것은 비정상이다. 그러므로 혈압을 내려가게 하는 조치가 마땅히 필요하다. 그러나 어떤 방법으로 내려가게 할 것인지가 매우 중요하며 방법을 잘못 사용하면 오히려 몸에 해를 끼칠 수 있으니 주의가 필요하다. 고혈압에 압력을 내리게 하는 약을 쓸 것인가 말 것인가를 결정하는 것은 고혈압의 발생과정과 압력이 올라가는 이치에 대한 인식에 달려 있다.

강압제의 유혹

혈압을 내리는 몇 가지의 수단 중에서 약물만큼 빠르고 효과적인 방법은 없다. 식이요법이나 운동요법은 과정이 힘든 데다 상당한 시간이 지나야 비로소 효과를 보이기 시작한다. 반면 강압제는 복용을 시작하고 며칠만 지나면 금방 효과를 확인할 수 있다. 이처럼 눈에 띄는 빠른 결과 때문에 부작용이 있는 줄을 잘 알면서도 강압제의 유혹을 뿌리치지 못하고 있다.

약물 사용 시 주의할 점

고혈압과 관계되는 치명적인 병은 뇌, 심장, 신장에 생기는 이상들이다. 이들 세 장기는 생명과 직결되는 매우 중요한 장기이기 때문에 약물을 사용하여 혈압을 내릴 때는 이 세 장기에 혈액공급이 부족하지 않도록 각별한 주의가 필요하다.

이 세 장기에 혈액이 제대로 공급되고 있는지 직접적으로 확인할 수 있는 쉬운 방법은 없다. 그러나 간접적으로 쉽게 알 수 있는 방법이 있으니 바로 혈압 자체다. 혈압이 높다는 것은 뇌, 콩팥 등에 혈액공급이 부족하다는 신호이며, 혈압이 적정 수준으로 다시 내려가는 것은 혈액이 장기에 제대로 공급되고 있는 증거라 할 수 있다.

그러나 이들 장기에 혈액공급을 증가시키지 못하고 혈압만 내려가게 하는 경우도 있다는 것을 반드시 기억해야 한다. 현재 약물을 사용하여 혈압을 내리는 치료 중에 이런 경우가 흔히 있기 때문에 하는 말이다. 이렇게 되면 혈압이 높을 때보다 뇌와 콩팥에 더욱 좋지 못한 결과를 초래하게 된다. 혈압측정기에 나타나는 혈압보다는 눈에 보이지 않는 주요 장기의 혈압이 더 중요하다는 점을 명심하기 바란다.

혈압을 적절히 내리기는 상당히 쉬워졌다. 그러나 내리기만 하면 되는 것이 아니고 내린 후에 어떤 문제가 발생하는지를 알고 있어야 한다.

강압제의 종류

고혈압 치료에 사용하는 약물은 어디에 속하는 약이라고 엄격하게 분류하기 힘든 것들도 있으나 그 주된 작용을 기준으로 분류하면 대략 세 가지로 나눌 수 있다. 이 분류는 전문적인 내용을 소개하려는 것이 아니라 일반인들이 쉽게 이해하도록 단순화해서 설명하는 것이므로 의학교과서의 분류와는 조금 다르다. 그렇다고 내용 자체가 틀린 것은 아니므로 기억해 둘 필요가 있다.

첫째, 심장의 활동력을 감소시켜 혈압을 내리는 약이다. 심장이 천천히 그리고 약하게 수축하도록 만들면 혈압이 내려간다는 원리를 이용한 약물이다. 반 폐쇄된 공간으로 혈액을 적게 들여보내면 압력이 내려가는 원리를 이용한 약인 셈이다.

둘째, 혈액의 양을 감소시켜 혈압을 내리는 약이다. 일반적으로 이뇨제라고 분류되는 약으로, 혈액 중의 수분을 콩팥을 통해 강제로 배설하도록 만들어 혈액의 양을 감소시킴으로써 혈압을 내리는 약물이다.

셋째, 혈관을 확장시켜 혈압을 내리는 약이다. 혈관을 확장시키는 작용을 하는 약물을 사용하면 혈관이 넓어지고 저항력이 감소하고 공간도 확대되므로 결과적으로 혈압이 내려간다.

이 세 종류의 약물들 중에서 한 종류만 복용하는 경우도 있지만 대부분 두 가지 종류 이상의 약을 동시에 쓰는 경우가 많다. 약들 중에는 종류가 다른 성분을 혼합해서 하나로 만든 약도 있다.

보이는 부작용과 보이지 않는 부작용

최근에 개발된 약들은 부작용도 크게 줄었다. 하지만 아직까지 크고 작은 부작용으로 인해 복용을 중단해야 할 정도의 약들도 있다. 전신쇠약, 전해질 이상, 기립성 저혈압(갑자기 일어설 때 저혈압이 생겨 현기증이 나는 현상), 발기장애, 탈수증상 등 다양한 부작용이 혈압약으로 인해 나타날 수 있다.

나열한 증상들처럼 금방 드러나는 부작용이라면 누구나 쉽게 알 수 있겠지만 아주 오랜 시간이 지난 후에 나타나는 부작용은 그게 약 때문에 생긴 것이라는 사실 조차 모르는 경우도 많다. 이른바 고혈압의 합병증으로 알려져 있는 병의 상당 부분이 강압제에 의한 합병증, 즉 약의 부작용일 가능성이 있다.

다람쥐 쳇바퀴 돌듯 하는 치료

억눌러서 혈압이 내려가게 하는 약은 보통 하루 한 번 아니면 두 번 정도를 복용한다. 이 말은 약효가 기껏해야 반나절, 길어도 하루를 넘지 못한다는 뜻이다. 이처럼 대부분의 강압제는 짧은 시간동안 혈압을 억제하는 정도의 효과밖에 없다.

어떤 이들은 수십 년간 강압제를 복용해오기도 한다. 수십 년간 약을 써서 고혈압이 치료되었다는 말이 아니라 그렇게 오래 사용해도 낫지 않았다는 말이다. 약을 이용해서 억지로 눌러놓은 혈압은 약효가 떨어지면 금방 다시 튀어 오르기 때문이다. 그렇게 보면 강압제를 사용해서 고혈압을 치료하는 방식은 열심히 뛰어봤자 제자리를 맴도는 다람쥐 쳇바퀴 수준을 벗어나지 못한다고 하겠다. 이런 것을 보면 사람의 몸은 강압제에 저항하고 있음이 틀림없다.

약으로 치료되지 않는 책임은 누구에게 있는가

수십 년 동안 성실하게 약을 먹고 있지만 여전히 고혈압에서 벗어나지 못하고 있는 사람들을 많이 보게 된다. 강압제를 복용하기 시작하면 평생 동안 매일 먹어야 하며 절대로 약을 중단해서는 안 된다는 상식이 그들을 지배하고 있기 때문에 낫지 않아도 계속 약을 먹는다.

그렇게 긴 세월동안 약을 먹어도 낫지 않는다면 '다른 방법을 찾아보아야 하지 않을까' 하는 의문을 가지거나 '고혈압에 대해 제대로 알지 못하고 있는 게 아닐까' 하는 반성을 하는 것이 마땅하다. 그러나 현실은

'고혈압이라는 병이 원래 그렇다'라는 식으로 병을 탓하며 책임을 떠넘기고 있다. 전문가들의 이 같은 주장 때문에 환자들이 계속해서 세뇌되고 있다. 강압제로 고혈압이 치료되지 않는 책임은 고혈압이라는 병 자체에 있는 것이 아니라 병을 제대로 알지 못하고 있는 사람에게 있다.

베타차단제가 혈액부족을 부른다

심장과 동맥, 모세혈관, 정맥으로 이루어진 심혈관계는 반 폐쇄 공간으로 이루어져 있다. 심장이 강하고 빠르게 수축해서 혈액을 많이 내보내면 혈압이 올라가고, 반대로 약하고 느리게 수축하여 혈액을 적게 내보내면 혈압이 내려간다. 따라서 심장활동력을 억제하는 약물을 쓰면 압력이 내려가리라는 것을 쉽게 추측할 수 있다.

교감신경 수용체인 알파수용체와 베타수용체 중에서 베타수용체가 힘을 발휘하지 못하도록 차단하는 약을 일컬어 베타차단제라고 한다. 심장에는 주로 베타수용체가 많이 분포되어 있는데, 베타수용체를 차단하는 약물을 사용하면 심혈관계의 다른 조직에는 비교적 영향을 덜 미치고 주로 심장에 작용하여 펌프질을 감소시킴으로써 혈압을 내려가게 할 수 있다.

베타차단제는 어떤 유익과 손해를 가져오는가

베타차단제는 협심증이나 부정맥, 심근경색증 등으로 문제가 발생했을 때 심장이 느리고 약하게 움직이도록 활동을 억제함으로써 심장을 보호하려는 목적으로 사용되는 약물이다. 장기간 동안 동맥 내 압력이 높은 상태에서 힘들게 혈액을 뿜어내게 되면 심장이 서서히 지치게 된다. 이때 베타차단제를 사용하면 심장이 약하고 느리게 펌프질을 하며 자연스럽게 휴식시간을 갖는다.

그러나 혈압이 올라가는 이유가 뇌와 콩팥에 혈액공급이 부족해져서 심장이 더 많은 활동을 해야 할 필요가 있기 때문이라는 점을 염두에 둔다면 심장활동력을 약화시키는 베타차단제가 오히려 몸의 원리에 역행하는 약물이라는 것을 금방 알 수 있다. 베타차단제는 혈액을 뿜어내느라 지친 심장에게는 휴식을 주지만 뇌와 콩팥 그리고 몸의 다른 장기의 혈액부족을 심화시킨다는 문제를 안고 있다.

심장은 멍청하지 않다

심장이 강하고 빠르게 박동하는 것은 멍청하기 때문에 생기는 현상이 결코 아니다. 그럴 이유가 있기 때문에 나타나는 필연적인 현상이다. 만약 혈압이 올라가야 할 필요가 있는데도 심장이 더 많은 활동을 하지 않으면, 모든 장기 특히 뇌와 콩팥이 혈액부족으로 서서히 시들어 갈 것이다. 심장이 자율신경에 의해 지배되고 있다는 사실을 기억할 필요가 있다. 이 말은 몸이 알아서 자율적으로 가장 적절하게 심장 활동을 스스로 조절한다는 뜻이다.

그나마 다행스러운 것은 현재 베타차단제가 그다지 많이 처방되지 않는 약물이라는 점이다. 베타차단제를 사용하게 되면 심장을 쉬게 하는 대신 여타 장기에 심각한 해악을 끼칠 수 있음을 늘 염두에 두어야 할 것이다.

이뇨제는 끈끈한 피를 굳게 한다

고혈압의 치료에 오래 전부터 이뇨제를 사용하여 왔다. 이뇨제는 혈압을 내리는데 효과적이며 비용도 싸고 큰 부작용도 없어서 많은 환자들에게 가장 우선적으로 처방되는 약이다. 더구나 가벼운 고혈압은 이뇨제만 사용해도 혈압을 낮게 유지할 수 있다. 이뇨제에 대한 이런 믿음이 과연 타당한 것인지 꼼꼼히 살펴보자.

몸은 스스로 수분의 양을 조절한다

몸은 체내에 어느 정도의 물이 있어야 하는지를 스스로 결정하고 조절한다. 이런 기능은 아주 정밀하여 체내 수분의 3% 정도가 감소하면 갈증을 느끼고 물을 마시도록 재촉한다. 반대로 필요 이상으로 물을 많이 마셨을 때에는 오줌으로 물을 배출시켜 수분의 양이 적절하게 유지되도록 알아서 조절한다. 우리 몸은 불필요하게 수분을 많이 보유하거나 부족한데도 아무런 반응을 보이지 않을 만큼 멍청하지 않다.

이뇨제의 원리

이뇨제라는 명칭은 이뇨(利尿), 즉 소변이 잘 나오도록 한다는 의미인데 오줌의 양을 늘려 소위 노폐물이라고 부르는 것들을 용이하게 배설시키기 때문에 붙여진 이름으로 보인다. 이뇨제는 콩팥에서 혈액 중의 수분을 걸러내는 작용을 촉진하여 소변의 양을 많아지게 한다. 혈액의 약 절반이 물로 이루어져 있으므로 수분을 감소시키면 혈액 전체의 부피가 줄어들고 당연히 혈관 내 압력이 내려간다. 이뇨제라고 알려져 있는 약이 혈압을 내려가게 하는 원리가 이렇다. 즉 탈수를 시켜 혈압을 내려가게 하는 약이다. 사우나를 하면서 땀을 많이 흘리면 혈압이 내려가는 원리와 같다.

그러나 탈수가 되면 몸은 그냥 가만히 있지 않고 갈증이 나서 물을 찾아 마시게 되고 오줌으로 빠져나간 물의 양 만큼 혈액에 다시 보태지게 된다. 그렇게 되면 혈액의 양은 원상회복되어 혈압이 원래의 상태로 되돌아가고 이뇨제의 효과가 끝이 난다. 이런 일을 매일 반복하는 것이 이뇨제를 복용하고 혈압을 내리게 하는 치료다. 고혈압이 체내의 수분이 많아서 생기는 현상이라면 이런 치료법이 옳다. 그러나 고혈압이 동맥경화증 때문에 생기는 현상이라면 이런 방식의 치료는 헛다리를 짚는 결과가 된다.

몸에 열이 나면 땀이 난다. 그렇다고 땀이 멎는 약을 쓰면 땀이야 안 나겠지만 몸은 어떻게 되겠는가? 땀이 나지 않게 하기 위해서는 세균 감염과 같은 열이 나는 원인을 없애 주면 된다. 마찬가지로 혈관이 좁아져서 혈압이 올라간 것은 수분을 줄여서 압력을 내리려고 애쓸 것이 아니라 혈관을 넓혀주면 된다.

이뇨제를 쓰면 경색이 발생할 수 있다

혈액은 수분과 수분 이외의 성분(혈구, 단백질, 지방, 포도당, 미네랄, 기타 성분)으로 이루어져 있다. 수분이 줄어들면 혈액이 끈끈해지고 반대로 수분의 양이 많아지면 혈액이 묽어진다.

이뇨제를 복용해야 할 정도의 고혈압을 가진 사람은 대개 동맥경화증이 생겨 혈관이 좁아져 있고, 혈액 내 지방성분이 높아(과지혈증) 피가 끈끈해져 있는 경우가 대부분이다. 이런 사람에게 이뇨제를 투여하여 탈수를 시키면 혈액이 더 끈끈해져서 흐름이 느려지고 쉽게 응고되어 혈관을 막아버리게 된다. 이런 현상을 경색이라고 부르는데 뇌혈관에 생기면 뇌경색(중풍), 심장혈관에 발생하면 심근경색이 된다.

과거에 비해서 뇌경색과 심근경색이 부쩍 많아졌는데, 이뇨제를 복용하는 사람들이 많아진 것도 중요한 이유 중 하나일 것이다. 이뇨제를 복용하는 사람이 설사를 하거나 식사를 거르거나 물을 마시지 않았을 때 뇌경색이 발생하여 병원을 찾는 경우를 흔히 보게 된다.

이뇨제는 미네랄의 과도한 소실을 초래한다

혈액 중에 있는 여러 무기질(전해질 혹은 광물질이라고 부르기도 한다)은 소변이 배출될 때 함께 섞여 나가는데 소변의 양이 많아지면 이들 미네랄의 배출도 증가하게 되고 반대로 소변이 적으면 미네랄이 몸에 축적된다. 몸은 스스로 각각의 미네랄이 적당한 상태가 되도록 소변으로 많이 내보내기도 하고 적게 내보내기도 해서 혈액 내의 농도를 일정하게 유지한다. 그러나 이뇨제를 사용하게 되면 미네랄이 과도하게 배출되어 혈액 내 농도가 낮아지게 된다. 이런 미네랄 중의 대표적인 것이 포타슘(칼륨)이다. 이런 이유로 이뇨제를 쓸 때 포타슘이 적게 빠져나가게 하는 약을 선택하곤 한다.

이뇨제가 아니라 탈수제다

위에서 살펴본 대로 이뇨제로 알려진 약물은 소변의 양을 늘려주는 역할을 한다. 소변의 양이 많아지면 소변으로 버려야 할 물질을 쉽게 배출할 수 있어서 좋겠지만 몸 전체로 보아서는 탈수가 되는 셈이다.

탈수가 여러 가지 문제를 야기한다는 사실을 기억한다면 이뇨 효과가 있다고 좋아할 것이 아니라 탈수가 되는 것을 염려해야 한다. 그러므로 이뇨제라고 이름을 붙여서 '이롭게 하는 약'으로 오해하게 만들어서는 안 된다. 그보다는 탈수제라고 하여 약물의 성질을 제대로 이해하도록 해야 한다. 이뇨제라는 그럴듯한 말을 붙여서 그 해악을 제대로 파악하지 못하게 해서는 안 된다. 이뇨제와 탈수제, 두 이름이 주는 어감은 전혀 다르기 때문이다.

  탈수제를 사용하면 목표한대로 혈압을 내릴 수는 있겠지만 그로 인해 더 심각한 문제가 발생한다는 사실을 외면하지 말아야 한다. 오줌을 이롭게 하고 몸 전체를 해친다면 무슨 유익이 있겠는가.

혈관확장제는 땜질식 혈압치료제다

혈관이 확장되면 혈압이 내려가는 원리를 이용한 약물들이 고혈압 치료약의 주종을 이룰 정도로 널리 쓰이고 있다. 혈관은 평활근이 원으로 둘러싸고 있어서 수축하면 혈관이 좁아지고 반대로 이완되면 혈관이 넓어진다. 혈관확장제는 혈관의 평활근이 수축하지 못하도록 만드는 약물이며 작용하는 방법이 서로 다른 여러 가지 약이 여기에 속해 있다. 혈관을 확장시켜서 혈압을 내리게 하는 것은 몸의 원리에 역행하는 것은 아니어서 다른 약들보다는 해가 적은 약이다. 이와 같은 이유로 앞으로 이런 종류의 약이 더 많이 처방될 것으로 보인다.

혈관은 반 수축상태

혈관은 평상시에도 수축과 이완이 균형을 이루면서 몸의 요구에 따라 혈관의 크기를 적절하게 결정하는데, 혈관을 수축시키는 교감신경 (알파수용체에 작용) 작용과 이완시키는 교감신경(베타수용체에 작용) 작용이 동시에 작용하며 적절한 긴장을 유지한다. 이처럼 '반수축-반이완' 상태로 되어 있는 이유는 필요에 따라 더 수축해서 혈관이 좁아지기도 하고 더 이완해서 혈관이 넓어지기도 할 필요가 있기 때문이다.

혈관확장제가 혈압을 내리는 원리

혈관확장제를 투여하면 동맥이 확장되면서 혈관저항이 감소하여 혈압이 내려간다. 또한 정맥이 이완되어 공간이 넓어지므로 혈액을 많이 보유하고 가두게 되어 심장으로 돌아가는 혈액의 양을 감소시킨다. 이는 결과적으로 심장에서 동맥으로 뿜어내는 혈액의 양을 감소시켜 혈압을 내려가게 한다. 심혈관계는 반 폐쇄공간이라고 설명한 바 있는데, 혈관확장제가 동맥을 확장시킴에 따라 공간이 넓어져서 압축되어 있던 혈액의 압력이 내려가게 된다. 뇌와 콩팥에 혈액을 공급하는 동맥이 확장되면서 혈액공급이 원활해지므로 압력을 높이려는 힘도 더 이상 작동하지 않는다.

혈관을 확장시키는 몇 가지 방법

혈압 강하를 위해 혈관을 확장시키는 몇 가지 대표적인 방법을 살펴보도록 하자.

① 알파 차단제(Alpha blockers)

혈관에는 평상시 반 수축 상태가 되도록 교감신경이 작용하고 있다.*
이 신경은 알파수용체와 결합하여 혈관을 수축시키는데 이 수용체를
막아버리는 약물을 사용하면 혈관이 수축되는 것을 방해해서 이완 상
태가 되고 혈압이 내려가게 된다. 이런 작용을 하는 약을 알파차단제라
고 부른다. 알파차단제를 사용하여 혈관을 확장시키면 앉았다가 일어
설 때 뇌로 가는 혈압이 떨어져서 뇌허혈(기립성 저혈압)을 초래할 수 있
기 때문에 현재는 잘 사용하지 않는다. 혹시 사용이 불가피 할 때에는
수면 중에 약효가 나타나도록 잠자기 전에 복용한다.

② 안지오텐신II 수용체 차단제(Angiotensin II Receptor Blocker, ARB)

콩팥에 혈액공급이 부족해지면 콩팥에서 안지오텐신II라는 혈관수
축 물질이 만들어져서 혈압을 올리게 된다. 따라서 이 물질이 만들어지
지 못하게 하거나 만들어지더라도 혈관에 작용하지 못하게 차단하면
혈압이 내려갈 것이라는 논리가 성립한다. 이런 종류의 약은 효과도 좋
고 부작용도 적어 현재 널리 사용되고 있다. 안지오텐신II가 만들어지
지 않도록 하는 약물을 '안지오텐신 전환효소 억제제'라고 부르고, 만
들어진 안지오텐신II가 작용하는 수용체를 막아서 작용하지 못하게 하
는 약을 '안지오텐신II 수용체 차단제'라고 부른다.

안지오텐신II는 직접 혈관을 수축하는 작용 이외에 다른 작용도 있

---

* 교감신경 말단에서 노어에피네프린(norepinephrine)이 분비된다.

다. 부신피질에서 알도스테론을 분비시켜 염분과 수분이 몸에 축적되도록 하여 혈액의 양을 증가시킴으로써 혈압이 올라가게 하는 작용을 하는데, 안지오텐신 II가 만들어지지 않으면 알도스테론도 분비되지 않고 결과적으로 혈압이 내려간다.

③ 칼슘 통로 차단제(Calcium-Channel Blockers, CCB)

혈관의 평활근 세포가 수축하기 위해서는 칼슘이온(Ca^{2+})의 도움이 필요한데 만약 칼슘이 평활근에 작용하지 못하도록 만들면 혈관이 수축하지 못하게 되어 결과적으로 혈관이 넓어진다. 칼슘이 드나드는 길이 있는데 이 길을 막아버리는 약을 '칼슘 통로 차단제'라고 부른다. 이 약도 효과가 좋고 부작용이 적어서 널리 사용되고 있다.

염두에 두어야 할 사항

뇌와 콩팥에 혈액을 공급하는 혈관에 동맥경화증이 생기면 혈압이 올라가게 된다. 만약 뇌와 콩팥으로 가는 혈관만 확장되고 다른 장기로 가는 혈관은 확장되지 않으면 뇌와 콩팥으로 가는 혈액의 양이 상당히 개선될 것이 틀림없다. 하지만 혈관확장제는 뇌와 콩팥의 혈관만 선택적으로 확장시키는 것이 아니라 몸 전체에 있는 혈관을 동일하게 확장시킨다. 그렇게 되면 뇌와 콩팥으로 가는 혈관만 확장되었을 때와 비교해서 이 두 장기로 가는 혈액의 양이 줄어든다.

여기에서 꼼꼼히 따져보지 않으면 안 되는 문제가 있다. 혈관확장제를 사용했을 때와 사용하지 않을 때 어떤 득실이 있느냐 하는 문제다.

먼저 혈관확장제를 사용하지 않았을 때, 즉 고혈압 상태 그대로 있으면서 뇌와 콩팥으로 가는 혈관도 확장되지 않을 때다. 그리고 혈관확장제를 사용했을 때, 즉 혈압이 내려가고 뇌와 콩팥으로 가는 혈관도 확장되었을 때도 생각해보아야 한다. 둘 중 어느 쪽을 택할 때 뇌와 콩팥으로 공급되는 혈액의 양이 더 많을 것인지를 확인해야 한다. 낮은 압력으로 넓은 혈관을 통과하는 양과 높은 혈압으로 좁은 혈관을 통과하는 양의 비교다. 혈압을 내려도 뇌와 콩팥으로 가는 혈액량이 많아진다면 좋다. 그러나 혈압을 내리고 혈관이 확장되자 이 두 장기로 가는 혈류량도 감소해버린다면 오히려 나쁜 결과를 가져온다.

뇌와 콩팥에 공급되는 혈류량은 심박출량의 45%이고 나머지 55%는 다른 장기로 간다. 만에 하나 전체 혈관을 확장시켰을 때 뇌와 콩팥으로 가는 혈액량이 오히려 감소할 가능성도 있음을 염두에 두어야 한다. 이런 비교는 혈관확장제를 투여하여 혈압을 내리려고 할 때 반드시 생각해보아야 한다.

이론적으로 쉽게 우열을 가릴 수 있을 만큼 쉬운 문제는 아니다. 현재 혈관확장제를 많이 사용하고 있으므로 그 결과가 어떻게 나타나는지 시간을 두고 지켜보아야 할 것이다. 뇌와 콩팥에 혈액공급이 다소 부족할 경우, 당장 문제가 발생하지 않더라도 상당한 시간이 지난 후에 비로소 그 결과가 드러날 수 있기 때문이다. 설령 혈관확장제를 사용하고 나서 뇌나 콩팥에 혈액공급이 증가했다고 해도 그 이유가 혈관이 넓어져서 장기에 혈액공급이 늘어난 결과이지 혈압이 내려가서 나타난 효과가 아님을 알아야 한다.

현재까지의 결과만 놓고 보면 혈관확장제를 사용하는 것이 별로 도움이 안 되는 것으로 보인다. 이렇게 비관적으로 보는 근거로는 뇌혈관병, 혈관성 치매, 파킨슨병 등 뇌에 혈액공급이 부족하여 발생하는 병이 오히려 늘고 있다는 점과 콩팥에 혈액공급이 부족할 때 생기는 만성신부전증이 점점 증가하고 있다는 점을 들 수 있다.

혈관확장제와 동맥경화증 해소치료

혈관의 수축을 억제함으로써 혈관을 확장시켜주거나 좁아진 혈관을 구조적으로 넓혀주는 약물(콜레스테롤 강하제) 등을 사용하는 방법과 식이요법으로 혈압을 내리는 방법은 둘 다 뇌와 콩팥에 혈액공급량을 늘려준다는 점에 있어서는 몸의 원리에 맞는 치료법이다. 그러나 다음 몇 가지 점에서 이 둘 사이에 뚜렷한 차이가 있다.

혈관확장제는 혈관을 수축시키는 물질(안지오텐신 II)의 작용을 일시적으로 억제해서 혈관을 넓히는 약이다. 이 약은 작용시간이 하루 미만이어서 매일 또는 12시간 마다 약을 복용해야 혈관이 좁아지지 않는 상태로 유지된다. 뿐만 아니라 구조적으로 좁아지고 굳어져 있는 혈관을 약으로 확장시키는 데에도 한계가 있을 것이 분명하다.

이와 달리 동맥경화증 해소제나 동맥경화증을 없애주는 식이요법은 동맥에 낀 기름때(죽종)를 없애줌으로써 혈관의 안지름을 넓히고 굳어진 동맥에 탄력성을 회복시켜 뇌와 콩팥으로 가는 혈액의 양이 많아지게 한다. 이 치료법은 반영구적이며 혈관확장의 효과가 혈관확장제보다 훨씬 더 크다.

혈관확장제로 혈관을 넓혀주는 것은 땜질식 치료법인 반면 동맥경화증을 해소시켜주는 치료법은 근본적인 해결책이다. 혈관확장제 투여는 불씨를 남겨두고 덮어버리는 미봉책이지만, 동맥경화증을 없애주는 치료는 불씨를 완전히 제거하는 근본적인 치료법이다. 모든 동물성 식품을 완전히 금하면 콜레스테롤이 감소하고 이어서 동맥경화증이 서서히 소멸되어 혈압이 내려간다.

강압제를 꼭 써야 하는 때는 언제인가

이미 뇌출혈이 발생하여 혈압이 상승한 경우에는 더 이상의 출혈을 막기 위해 강압제를 써서 급히 혈압을 내려야 한다. 뿐만 아니라 혈압이 너무 높아서 혈관 파열이 우려되는 경우에도 강압제를 써서 적절한 수준으로 내려야 한다. 그러나 강압제를 쓰더라도 혈압을 너무 많이 내려서는 안 된다. 동맥경화증으로 인해 혈관이 좁아져서 막히기 쉬운 상태가 되었을 때 혈압이 내려가게 되면 혈전(피떡)이 더 쉽게 생기기 때문이다. 따라서 정상 수치보다 약간 높게 유지되도록 해야 한다. 일반적으로는 혈관이 파열되기 전에 유지하던 혈압 수치 전후가 되도록 하면 된다.

강압제를 쓰면 안 되는 경우

동맥경화증을 해소함으로써 혈압을 내리는 약물 이외에 인위적으로 혈압을 내려가게 하는 강압제를 사용하는 것은 원칙적으로 삼가는 것이 좋다. 특히 뇌경색이 동반된 고혈압의 경우에는 절대로 강압제를 사용해서는 안 된다.

뇌경색은 대부분 고혈압이 있던 사람에게서 발생하는데 뇌경색이 생기면 혈압이 더 높이 올라간다. 막힌 부분에 혈액을 공급하려고 몸 스스로 압력을 높이기 때문이다. 이때 만약 혈압을 낮춰버리면 막힌 부분에 혈액공급이 더 감소하여 부족이 심화된다. 혹시 혈압이 너무 높아 혈관이 터지면 어쩌나 하는 걱정을 할 수는 있다. 실제로 드물기는 하지만 뇌경색이 있은 후에 뇌출혈이 생기기도 한다. 그러나 혈관이 막힌 것은 현실이고 혈관이 터질지도 모른다는 것은 어디까지나 가능성에 불과하기 때문에 출혈을 우려하여 혈압을 낮추는 것은 옳지 않다.

강압제의 심리적인 역기능

약물을 사용하면 혈압이 내려간다. 이런 결과를 두고 약만 철저히 먹으면 안심해도 되는 것으로 생각하기도 하고 심지어 자신이 고혈압 환자가 아니라고 말하는 사람들도 있다. 이런 사람들에게는 약물을 쓰는 것이 원인치료를 소홀하게 만드는 결과를 가져온다. 혈압이 높으면 경각심을 갖고 생활습관을 고치려는 노력이라도 하게 되지만, 강압제를 사용하면 당장 혈압이 괜찮다는 이유로 치료가 잘 되고 있다고 안심하게 만든다. 뇌경색이나 심근경색은 강압제를 충실하게 복용하고 있는 사람들에게 흔히 발생한다는 사실을 간과해서는 안 된다.

강압제로 치료가 안 되는 이유

혈압은 몸의 필요에 따라 올라가기도 하고 내려가기도 한다. 장기, 특히 뇌와 콩팥에 연결되어 있는 혈관이 좁아지면 혈압이 올라가게 되어 있다. 혈액공급이 부족해지면 압력을 올려서라도 필요한 혈액을 공급받으려고 하는 것이 몸의 원리이기 때문이다. 이런 원리를 무시한 치료는 실패할 수밖에 없다.

혈관에 구조적으로 이상이 생긴 것을 일시적으로 혈관을 약간 넓혀 준다거나 혈액의 수분을 감소시킨다거나 심장의 펌프 활동을 약화시킨다거나 하는 방법으로 해결할 수는 없다. 혈관을 구조적으로 넓혀주는 근본적인 접근법 이외에는 모두 소용없는 짓이다. 혈관을 넓혀주지 않으면 혈압을 올리려는 몸의 기능이 수그러들지 않는다. 혈관을 넓히는 것은 습관을 통해서만 가능하다. 습관의 병을 약으로 치료하려는 것은 처음부터 실패가 예견된 시도일 뿐이다.

강압제를 대신할 방법은 무엇인가

좁아진 혈관을 넓혀주는 조치를 취하면 예외 없이 혈압이 내려간다. 동맥경화증은 혈액 내의 콜레스테롤과 중성지방이 높을 때 발생하므로 이 두 성분을 충분히 낮춰주면 혈압이 아주 빠르게 하강한다. 콜레스테롤과 중성지방은 동물성 식품에 많이 들어 있기 때문에 이 두 성분을 내리기 위해서는 동물성 식품을 일절 먹지 않아야 한다. 현미밥과 채소반찬, 생과일은 이 두 성분을 낮게 유지시켜 주어 고혈압의 예방과 치료에 아주 효과적이다.

동물성 식품을 아주 적게 먹는 데도 불구하고 콜레스테롤과 (혹은) 중성지방이 선천적으로 높은 사람들도 있는데, 이런 사람들은 콜레스테롤과 (혹은) 중성지방을 내려가게 하는 약물을 쓸 수밖에 없다.

진통제와 강압제

통증이 있다고 진통제를 쓰는 것과 혈압이 높다고 강압제를 쓰는 것이 무엇이 다른가? 통증은 몸의 이상을 알려 주어 해결해 달라는 신호이며 경고음이다. 통증을 느끼기 때문에 원인을 찾고 필요한 조치를 취하게 된다. 통증을 일으키는 원인을 그대로 둔 채 진통제만 복용하다가는 돌이킬 수 없는 상황으로 악화될 수 있다. 원인을 밝히지 않은 채 진통제만 쓰는 것은 어리석기 짝이 없는 행동이다. 가시에 찔린 통증은 가시만 빼내면 곧 사라지게 되어 있다. 박힌 가시를 그대로 두고 진통제만 쓴다고 해결될 문제가 아니다.

고혈압에 강압제를 사용하는 것도 이와 다르지 않다. 혈압이 올라가는 데에는 그만한 이유가 있다. 바로 장기, 특히 뇌와 콩팥에 피가 모자라기 때문이다. 그럼에도 불구하고 원인을 찾아내어 해결하려는 진지한 노력은 하지 않고 압력만 내리려고 하는 것은 오히려 몸을 더 죽이는 결과를 초래한다. 약을 복용하면 압력을 내리기야 쉽겠지만 몸에는 해를 끼친다. 습관을 고치는 대신에 약을 쓰는 것은 몸에 밴 습관을 고치기 힘들어서 선택한 결과가 아니겠는가.

강압제를 쓰게 되면 고혈압의 가시적인 증상은 억제할 수 있지만 비가시적인 증상은 오히려 악화시킨다. 약은 이치에 맞게 사용해야 한다. 혈압이 올라가는 것은 생리적인 현상인데 이를 순리로 풀지 않고 억지로 끌어내리려다 보면 많은 문제를 낳게 된다. 강압제를 오랫동안 사용해 온 환자들은 약 끊는 것을 죽는 것쯤으로 생각한다. 그러나 끊고 다른 길을 찾는 것이 진짜 사는 길이다.

강압제를 사용하는 사람과 사용하지 않는 사람의 결과를 비교해서 강압제 사용에 따른 효과여부를 판단해야 하는 과제가 남아 있다. 그러나 몸에 대한 올바른 이해와 통찰력을 발휘한다면 굳이 그런 수고를 하지 않아도 알 수 있다고 생각한다. 그런 노력은 누군가 다른 전문가의 몫으로 남겨두고 몸에 대한 이해와 통찰을 깨닫는 일부터 시작해야 할 것이다.

약은 평생 먹어야 하는가

수십 년간 강압제를 사용하고 있는 사람들을 쉽게 만날 수 있다. 강압제는 한 번 먹기 시작하면 평생 먹어야 한다는 말이 상식처럼 되어 있는데, 대부분의 환자들은 의사로부터 강압제 처방을 받을 때마다 절대로 약을 끊으면 안 된다는 말을 수도 없이 듣게 된다. 성실한 의사는 환자들이 약을 계속해서 복용하도록 기회가 있을 때마다 당부한다.

사람은 어느 한 방향으로 생각이 쏠려 있으면 다른 쪽으로 시선을 돌리기가 쉽지 않다. 이런 현상은 집단적으로 나타날 수도 있다. 약을 끊으면 안 된다고 끊임없이 세뇌되어 생각이 굳어져 버리면 약을 끊으라는 말을 이해할 수 없게 된다. 심지어 약을 끊으면 죽는다고 생각하기도 한다. 이처럼 우리는 '고혈압에는 평생 약'이라는 공식이 지배하는 시대에 살고 있다. 평생 약을 먹어야 한다는 말은 약으로는 낫게 할 수 없다는 말과 같다. 그러나 사람들은 약이 무언가 긍정적인 역할을 한다고 굳게 믿고 의심 없이 따라간다.

예를 들어 보자. 몸에 두드러기가 나서 약을 먹었더니 이내 사라졌다. 다음날 다시 두드러기가 나서 또 약을 썼더니 없어졌다. 약을 먹으면 없어지고 약을 끊으면 다시 두드러기가 생겼다. 여러 해 동안 그러기를 반복했다. 현명한 사람이라면 이런 때 어떻게 하겠는가? 약으로는 두드러기가 해결되지 않는다는 판단을 하는 것이 정상이다. 다른 약을 찾아보거나 약이 아닌 다른 수단을 찾아보아야 할 것이다. 그런데 고혈압에 약을 쓰는 문제에 대해서는 이와 정반대의 생각을 한다. 약 이외에 다른 방법이 없으니 약이라도 먹자는 식이다. 전문가들이 그렇게 말하니 그런 줄 알고, 다른 사람들도 모두 그렇게 생각하니 나도 그럴 수밖에 없다고 생각하는 것 같다.

혈압약은 평생 먹어야 한다는 '원칙' 때문에 여러 가지 문제들이 파생되고 있다. 평생 동안 약을 먹자니 엄두가 나지 않고, 꾸준히 먹을 자신이 없으니 가급적 오래 버티다 늦게 시작하려고 한다. 중압감 때문에 중간에 그만두는 사람도 많다. 길이 있는 데도 잘 모르고 마음고생만 하는 것 같다.

고혈압은 약을 먹지 않고도 얼마든지 완치시킬 수 있다. 모든 고혈압 환자가 다 완치되는 것은 아니지만 생활습관만 철저히 고치면 약의 도움 없이도 대부분의 고혈압이 해결된다. 약을 평생 먹어야 하는 것이 아니라 평생 먹고 있는 것이 약이라는 점을 명심하기 바란다.

강압제는 득보다 실이 훨씬 더 크다

　강압제는 고혈압의 치료 수단으로 알려진 것들 중에서 가장 신속하고 확실하게 압력을 내려가게 한다. 이런 가시적인 효과 때문에 강압제가 고혈압 치료에서 가장 비중 있는 위치를 차지하게 되었다.
　약을 쓰건 식이요법을 하건 혈압만 내려가면 된다고 생각하면 큰 오산이다. 일반적으로 고혈압은 식이요법을 포함하여 생활습관을 먼저 개선한 다음, 그래도 만족할 만한 수준이 되지 못하면 약을 써야 한다고 알려져 있다. 그런데 대부분의 고혈압 환자는 생활습관을 개선해도 혈압이 적정 수준으로 내려가지 않았다면서 약을 찾기 일쑤다. 습관을 개선해도 혈압이 내려가지 않았다는 말은 습관개선을 철저하게 하지 않았다는 것을 의미함에도 불구하고 이를 외면하고 쉽게 약의 도움을 받으려고 한다.
　'고혈압에는 평생 약을 먹어야 한다' 는 말이 상징하듯이 약에 큰 비중을 두고 있는 현실에서 약이 오히려 해가 될 수 있다는 말을 하는 것은 매우 조심스럽다. 그러나 해가 되는 약이 있다는 것을 알려야 한다는 의무감이 용기를 갖게 한다. 왜 주의가 필요한지 차근차근 짚어보자.

고혈압의 '합병증'이 줄어들 여건은 충분하다

예전보다 혈압에 관한 관심이 더 많아져서 혈압도 자주 재어보고 건강검진을 통해서 조기에 발견하는 경우도 많아졌다. 과거에 비해 고혈압에 해롭다고 알려진 음식을 절제하는 사람도 많아졌고 싱겁게 먹으려고 노력도 한다. 운동하는 사람의 수는 늘고 있으며 흡연자의 수는 점차 감소하고 있다. 뿐만 아니라 혈전방지제, 혈액순환개선제와 같은 고혈압 관련 약물들도 많이 복용하고 있다. 거기에 더해 혈압약을 복용하는 환자의 비율도 늘었다.* 복용하기도 편하고 부작용은 줄어들고 효과는 훨씬 더 좋은 약제들이 많이 개발되어 널리 쓰이고 있으며, 고혈압과 관련된 여러 가지 치료기술도 하루가 다르게 발전하고 있다. 과거 같으면 죽었을 사람이 완전히 회복되거나, 그 정도는 아니라고 해도 생명을 구하는 일들이 많아졌다.

이 정도면 고혈압 때문에 발생하는 병으로 알려진 이른바 합병증이 줄어들 법도 한데 결과는 딴판이다. 왜 그런 걸까? 고혈압 치료에서 가

---

* 2006년 대한순환기학회가 발표한 '심장 건강 인식도 조사'에 의하면 고혈압으로 진단받은 사람 중 70% 가량이 조사 당시 고혈압 치료제를 복용하고 있는 것으로 집계됐다.(서울, 연합뉴스)

장 비중을 크게 두는 수단이 약물인데, 그렇다면 혹시 약이 이런 결과를 가져오는 것은 아닐까? 강압제를 본격적으로 사용하고 한참 시간이 지나야 그 효과가 나타날 것이기 때문에 아직 고혈압으로 인한 '합병증'이 줄어들 때가 안 되었다고 말할 수도 있으나 그런 것 같지는 않다.

강압제가 혈관을 막는다

고혈압은 혈관이 좁아져 있고 혈액 중에 지방성분이 많아져서 끈끈하게 될 때 발생하는 증상이다. 혈관이 좁아져 있고 혈액이 끈끈한 상태가 되면 좁아진 부분에 혈전이 생겨 혈관을 막아버리는 경우가 생긴다. 이런 현상이 뇌혈관에 발생하면 뇌경색, 심장혈관에 생기면 심근경색이라고 부른다. 혈관이 좁아지고 혈액이 끈끈해져도 혈압이 올라가 있으면 혈액이 엉기는 것을 어느 정도 방지할 수 있다. 혈액이 엉기려고 하다가도 높은 압력에 의해 혈액이 빨라져서 흩어져버린다고 설명하면 이해가 빠를 것 같다. 물살이 빠른 곳에 침전물이 가라앉지 않는 현상과 마찬가지다.

이런 상황에서 강압제를 써서 혈압을 내리게 되면 피가 더 쉽게 엉기게 된다. 실제로 뇌경색은 밤에 잘 생기는데, 밤에는 혈압이 내려가기 때문이다. 최근 들어 뇌경색과 심근경색이 현저히 증가하고 있는 중요한 이유 중 하나가 강압제를 많이 사용하기 때문으로 보인다.

통계청이 발표한 사망원인통계에 의하면 뇌혈관병 중에서 뇌혈관이 터지는 뇌출혈과 혈관이 막히는 뇌경색이 차지하는 비율이 빠르게 역전되고 있음을 알 수 있다. 혈관이 터지는 비율은 점점 줄어드는 반면 막히는 비율은 점점 증가하고 있다. 1984년에서 2004년 사이에 뇌출혈은 88.0%에서 45.6%로 감소했지만 뇌경색은 12.0%에서 54.4%로 증가했다. 강압제를 써서 압력을 낮추자 혈관이 터질 가능성은 그만큼 줄어들었지만, 막힐 가능성은 그만큼 더 커질 수밖에 없기 때문에 나타나는 현상이다.

심장에도 비슷한 현상이 일어나고 있다. 근래에 와서 심근경색을 비롯한 허혈성 심장질환이 부쩍 늘고 있다. 1984년, 1994년, 2004년에 허혈성 심장질환으로 사망한 숫자는 각각 1102명, 5471명, 12760명으로 10년마다 각각 약 5배, 약 2.3배 증가하였다. 이 사이의 전체 인구 증가와 노인 인구 증가를 감안해도 놀라운 속도로 늘고 있음을 알 수 있다. 굳이 이런 통계를 확인하지 않더라도 주위에서 돌연사(심근경색으로 인한 심장마비) 소식을 듣게 되는 빈도를 통해 충분히 실감할 수 있을 것이다.

1990년대 이후부터 혈전 형성을 억제하는 아스피린을 비롯한 유사작용을 하는 약물들을 많이 사용하고 있음에도 불구하고 심근경색이 급

· 뇌혈관병의 사망원인별 분류 ·

	1984년	1994년	2004년
뇌출혈	5,420명	9,928명	9,911명
	(88.0%)	(76.0%)	(45.6%)
뇌경색	742명	3,132명	11,817명
	(12.0%)	(24.0%)	(54.4%)

뇌출혈은 뇌거미막밑출혈과 뇌내출혈을 합친 숫자임.

증하고 있는 이유는 인위적으로 혈압을 낮추었기 때문일 가능성이 크다. 245쪽 표에서 제시한 수치는 뇌혈관병으로 인한 사망자 수만을 나타낸 것인데 사망에 이르지는 않았지만 심한 장애상태로 남아 있는 사람이 점점 더 많아지고 있다는 점을 생각하면 강압제의 부작용이 이보다 훨씬 더 심각하다고 볼 수밖에 없다.

강압제가 만성적인 혈액부족 현상을 유도한다

혈관이 완전히 막히는 정도는 아니어도 혈액공급이 만성적으로 감소하는 상황이 강압제 사용으로 인해 더 쉽게 발생할 수 있다. 혈관은 좁아져 있으나 압력이 높아서 그나마 혈액공급이 그럭저럭 유지되고 있었는데 약으로 압력을 내려버리면 조직은 더 심한 혈액부족 현상에 빠지게 된다. 이런 상태가 오래 지속되면 그 장기는 서서히 죽어갈 수밖에 없다. 식물이 가뭄으로 서서히 죽어가는 현상과 같으며, 뇌와 콩팥에 이런 현상이 많이 나타나고 있다.

① 치매의 증가

치매환자가 고혈압을 동반하고 있는 경우가 많기 때문에 치매환자에게 강압제를 사용하는 경우가 흔하다. 강압제 사용이 늘고 있는 것과 때를 같이하여 치매 역시 놀라운 속도로 증가하고 있기 때문에 강압제가 치매 발생의 중요한 원인이 아닌가 하는 의심을 지울 수 없다.

혈압이 떨어지는 것이 치매의 직접적인 원인이 된다고 단정적으로 말하기는 어렵지만, 그럴 가능성은 매우 크다. 치매는 아직까지 왜 생기는지 모른다는 것이 정설로 되어 있다. 그러나 필자는 치매가 동맥경화증 때문에 생기는 병이라고 확신한다.* 뇌혈관의 동맥경화증으로 인해 혈액공급이 부족해져서 장기간에 걸쳐 뇌신경이 서서히 죽어가는 것이 치매라고 생각한다. 혈액공급이 부족한 상황에서 강압제까지 사용하면 뇌신경이 훨씬 더 빠르게 죽을 수밖에 없기 때문에 강압제가 치매의 증가에 큰 영향을 끼치는 것으로 보고 있다.

통계청 자료에 의하면 치매로 인한 사망자 수가 1984년에는 46명, 1994년에는 2051명, 2004년에는 3451명이었다. 10년 단위로 각각 44.6배, 1.7배 증가하였다. 치매로 인한 사망자 수가 늘어나는 것은 노인인구가 많아진 탓도 있지만 노인 고혈압 환자에게 강압제를 사용하는 비율이 늘어난 것도 상당한 이유가 될 것으로 보인다. 혈관이 좁아진 상태에서 혈압이 내려가면 뇌신경이 죽는다는 원리와 실제로 치매환자가 늘어나고 있는 점이 무관하다고 볼 근거가 없다.

② 파킨슨병의 증가

치매의 경우와 마찬가지로 강압제를 널리 사용하면서 파킨슨병도 빠르게 증가하고 있다. 파킨슨병을 앓고 있는 환자들은 대부분 고혈압을 동시에 갖고 있기 때문에 강압제를 흔히 사용한다. 통계청 자료에 의하면 파킨슨병으로 사망한 사람의 수가 1984년에 22명, 1994년에 203명,

---

* 필자의 저서 《곰탕이 건강을 말아 먹는다》의 70~71쪽 참조.

2004년에 1086명으로 10년마다 각각 9.2배, 5.3배 증가하였다. 인구증가를 감안하더라도 놀라운 속도로 늘고 있다는 것을 알 수 있다. 이런 사실은 파킨슨병의 증가가 강압제 사용과 무관하지 않다는 것을 보여준다. 일반적으로 파킨슨병은 고혈압과 무관한 병으로 알려져 있으나 사실은 매우 관계가 깊은 병이다.

③ 고혈압성 신장질환의 증가

고혈압이 있으면서 만성적으로 콩팥기능이 떨어진 경우가 많고 이를 만성신부전증이라고 부르고 있다. 앞서 설명한 바와 같이 콩팥혈관에 동맥경화증이 생겨서 혈액공급이 줄어들면 혈액을 더 많이 받기 위해 콩팥에서 혈압을 올리는 물질이 분비된다. 혈압이 올라가야 혈액공급이 늘어나기 때문에 몸 스스로 그렇게 하는 것인데 강압제를 써서 혈압을 내려버리면 콩팥에 이전보다 더 심한 혈액부족 상황이 발생하게 되고 이런 상태가 오래되면 아예 콩팥기능을 회복할 수 없는 지경에 이르게 된다.

고혈압을 동반한 만성신부전증에 강압제를 사용할 경우, 병의 진행을 멈추거나 회복시키는 것은 불가능하고 단지 진행을 더디게 하는 정도의 효과를 얻게 된다. 진행을 느리게 한다는 말을 뒤집어 보면 서서히 악화시키고 있다는 말과 다르지 않다.

통계청 자료에 의하면 고혈압성 콩팥병으로 사망한 사람의 수가 1984년에 116명, 1994년에 167명, 2004년에 525명이었다. 10년 단위로 각각 1.4배, 3.1배로 늘어난 셈이다. 사망에 이르지는 않았으나 만성신부전으로 고생하는 사람의 수는 이보다 훨씬 더 많다는 것을 어렵지 않게 짐작할 수 있다.

④ 발기장애의 증가

고혈압 환자들에게 발기장애가 많다는 사실과 강압제를 사용했을 때 발기장애가 악화된다는 사실은 이미 잘 알려져 있다. 발기장애는 성기로 통하는 동맥이 좁아져서 혈액공급이 감소하기 때문에 생기게 되는데, 강압제를 사용하여 혈압을 떨어뜨리면 그렇지 않아도 부족한 혈액공급이 더 감소하게 된다. 약물의 종류에 따라 정도의 차이는 있지만 발기장애를 악화시킨다는 점에 있어서는 동일하다. 발기장애의 대부분이 강압제 때문이라고 할 수는 없으나 중요한 원인이 되리라는 추측은 얼마든지 가능하다.

⑤ 빈혈 증상과 같은 부작용이 나타난다

강압제를 사용할 때 흔히 피로감, 무기력감, 현기증과 같은 부작용이 나타난다. 이런 증상은 빈혈이 있을 때 나타나는 증상과 비슷하다. 빈혈은 헤모글로빈이 부족해서 생기는 증상인데, 강압제를 사용하면 혈압이 낮아진다는 점이 다를 뿐 조직에 영양소와 산소공급이 부족해지는 것은 마찬가지다.

지금까지 살펴본 내용을 통해서 알 수 있는 것은 강압제를 쓰면 고혈압과 관계있는 병들이 당연히 줄어들 것이라고 예측했지만 결과는 아주 딴판이라는 것이다. 오히려 혈관 관련 질병으로 사망하는 사람의 수가 증가하고 있다는 점을 심각하게 받아들여야 하며, 혈압은 그런 방식으로 내려서는 안 된다는 사실을 깨달아야 한다. 강압제가 고혈압과 이로 인한 문제를 해결해 줄 것이라는 환상에서 빨리 깨어나서 대안을 찾지 않으면 안 된다.

이상의 병들이 강압제 때문에 생겼다는 인과관계를 확실하게 제시하기까지에는 어느 정도 시간이 걸릴 것으로 보인다. 그러나 논리상 강압제가 이런 결과를 가져오게 되어 있고, 현실적으로 강압제를 사용하는 치료가 광범위하게 행해지면서 이런 병들이 늘어나고 있다. 이 같은 사정을 감안해 볼 때 강압제 사용이 이런 병들을 촉진할 것이라는 생각을 부정하기는 어려워 보인다.

혈압을 내리려면 콜레스테롤을 다스려라

지난 20년 가까이 나는 고혈압이 있으면서 콜레스테롤이 높은 환자들에게 콜레스테롤 강하제를 처방해왔다. 약을 써야 하는 수준 이상은 말할 것도 없고 그 이하인 경우에도 적극적으로 콜레스테롤 강하제를 복용하게 했다. 콜레스테롤이 고혈압에 미치는 영향이 매우 크다는 생각으로 표준치를 아주 낮게 설정하여 철저히 관리한 결과, 놀라운 효과들이 나타났다. 오래 전부터 강압제를 사용해 왔지만 여전히 혈압이 높았던 환자들의 혈압이 큰 폭으로 떨어지는 경우가 많았으며, 오랫동안 사용해왔던 강압제를 끊는 경우도 적지 않았다.

대부분의 고혈압은 뇌 또는 콩팥, 아니면 두 장기 모두에 동맥경화증이 생겼기 때문에 나타나는 증상이다. 따라서 동맥경화증을 없애는 약물은 훌륭한 강압제가 된다. 동맥경화증은 혈액 중에 지나치게 많은 콜레스테롤과 중성지방 때문에 발생하기 때문에 이 두 성분을 내려가게 하는 약은 혈압을 내리는 데에도 효과적일 수밖에 없다.

그러나 현실은 좀 다르다. 동맥경화증을 치료하는 약물이 중요한 강압제로 인정되어야 함에도 불구하고 아직까지 그런 대접을 받지 못하고 있다. 이유는 동맥경화증을 고혈압의 결정적인 원인으로 인정하고 있지 않기 때문이다. 그러나 앞으로 콜레스테롤과 중성지방을 감소시키는 약물이 중요한 강압제로 인정받을 날이 머지않다고 확신한다.

콜레스테롤 치료 기준치를 내려야 한다

현행 건강보험 요양급여 기준에는 콜레스테롤 저하제의 적응증을 위험인자가 있는 경우에는 총콜레스테롤이 221mg/dL 이상일 때, 위험인자가 없는 경우에는 총콜레스테롤이 251mg/dL 이상일 때로 정해두고 있다. 그러나 총콜레스테롤이 200mg/dL 이하인 경우에도 동맥경화증이 꽤 빨리 진행된다는 사실에 비추어 볼 때 터무니없는 기준이다. 의학적 판단이 아니라 요양비 지급을 줄이려는 의도로밖에 볼 수 없다. 호미로 막을 것을 때를 놓쳐 가래로도 막을 수 없는 상태가 되어서야 치료를 하겠다니 안타까운 노릇이다. 병의 조기 발견과 조기 치료가 훨씬 더 유익하다는 것이 상식이 되어 있는 현실에서 이게 무슨 짓이란 말인가? 콜레스테롤 저하제의 투약 기준을 지금보다 대폭 하향 조정하는 것이 마땅하다.

콜레스테롤의 바람직한 수치는 130mg/dL 전후다. 이렇게까지 낮출 수는 없다고 해도 150mg/dL를 넘으면 곤란하다. 기준을 잘못 알고

200mg/dL만 넘지 않으면 괜찮은 것으로 오해하여 그대로 둔다거나, 약을 써서 200mg/dL 이하로 내려왔다고 약을 끊어버리는 것은 잘못이다.

콜레스테롤 강하제 투약 기준

콜레스테롤이 높을 때는 서둘러서 조치를 취해야 한다. 혈관이 막히는 돌발사고가 생길 수 있기 때문이다. 과콜레스테롤 상태는 후천적으로 동물성 식품을 즐겨 먹어서 생기기도 하고 선천적인 원인으로 생길 수도 있다. 각각의 경우 어떻게 해결해야 하는지 간단하게 살펴보자.

① 후천적 과콜레스테롤혈증

콜레스테롤이 높은 원인의 대다수는 유전적으로 이상이 있어서가 아니라 동물성 식품을 많이 먹은 결과이다. 이 경우에는 모든 동물성 식품의 섭취를 금하면 콜레스테롤이 비교적 빠르게 감소하고 철저하게만 한다면 예외 없이 130mg/dL 가까이 내려간다. 그런데 오랫동안 동물성 식품을 즐겨 먹던 사람이 모든 동물성 식품을 완전히 금하기는 대단히 어렵다. 필자의 경험으로 보면 뇌경색이나 심근경색이 생겨서 생명의 위협을 느끼게 된 경우에도 철저하게 하지 않는 사람이 많을 정도로 잘 되지 않는 것이 식이요법이다. 이와 같은 이유 때문에라도 식이요법과 동시에 적절하게 콜레스테롤 강하제를 사용하는 것이 좋다.

이미 뇌경색이나 심근경색이 생긴 사람의 콜레스테롤이 150mg/dL를 넘을 때에는 콜레스테롤 강하제를 투약하는 것이 뇌경색이나 심근경색의 재발을 막는데 도움이 된다고 생각한다. 아직까지 뇌경색이나 심근경색이 발생한 것은 아니지만 그럴 가능성이 높은 경우, 즉 비만, 고혈압, 흡연, 당뇨병 등이 있을 때에는 콜레스테롤이 200mg/dL 이하라 할지라도 강하제를 투약하는 것이 혈관이 막히는 사고를 예방하는데 도움이 된다.

② 선천성 과콜레스테롤혈증

선천성(가족성) 과콜레스테롤혈증을 가진 환자는 젊은 나이임에도 불구하고 고혈압, 심장혈관병, 뇌혈관병 등이 발생하기 때문에 콜레스테롤 강하제를 적극적으로 사용해야 한다. 환자마다 이상 정도가 달라서 약을 많이 써도 잘 내려가지 않는 사람이 있는가 하면 소량만 써도 쉽게 내려가는 사람도 있다. 이때 명심해야 할 것은 어느 정도 내려갔다고 해서 투약을 중단하면 다시 콜레스테롤 수치가 상승한다는 점이다. 목표치를 130mg/dL 정도로 낮게 잡고 꾸준히 투약해야 동맥경화증을 예방할 수 있다.

5
고혈압이 장기에 미치는 영향

고혈압은 심장을 지치게 한다

고혈압이 급속히 늘고 있다는 것은 더 이상 새삼스러운 얘기가 아니다. 이와 더불어 고혈압성 심장병으로 인한 사망자 수도 상당히 많아지고 있다. 통계청 자료에 의하면 1984년에 559명이던 사망자 수가 1994년에는 1,178명으로 늘어나서 10년 사이에 두 배 이상 증가했고, 2004년에는 2,787명으로 늘어나서 다시 10년 동안 두 배 이상 증가했다. 뿐만 아니라 심장동맥이 막히는 허혈성 심장질환으로 인한 사망자 수도 엄청난 속도로 증가하고 있다. 1984년에 1,102명이던 것이 1994년에는 5,471명으로 10년 만에 5배 정도 늘어났고, 2004년에는 12,760명이 사망하여 다시 10년 사이에 2.3배가 증가했다.

고혈압이 많아졌으니 관련 질병으로 사망하는 사람의 수도 그만큼 많아지는 게 당연하다고 생각하며 지나칠 수도 있다. 그러나 고혈압 환자가 증가하는 숫자보다 심장혈관이 막히는 사람의 숫자가 더 많아졌다는 점에 주목해야 한다. 이 기간에 강압제를 사용한 사람의 비율도 더 늘어났을 텐데 그 효과가 있기는 한 건지 의구심을 가지지 않을 수 없다. 강압제를 사용하지 않았더라면 이보다 더 많은 사람이 사망했을 것을 이 정도로 감소시켰으니 그만하면 약을 쓴 효과가 있는 것 아니냐고 주장할지도 모르겠다.

강압제가 혈관을 막히게 한다

허혈성 심장질환, 즉 심장동맥이 막혀서 사망하는 사람의 수가 빠르게 증가하고 있다는 내용을 위에서 설명하였다. 그것도 조금이 아니라 10년 단위로 몇 배씩 늘어나고 있다. 이 같은 증가율은 같은 기간에 인구가 늘어나고 아울러 고혈압 환자가 늘어난 것을 감안하더라도 이해하기 힘든 수치다.

강압제 사용 후 한참 뒤에야 효과가 나타나기 때문에 허혈성 심장병이 아직 줄지 않았다거나 오히려 늘 수밖에 없다고 주장하는 것은 옳지 않다. 혈압이 높아서 혈관이 잘 막힌다는 주장이 사실이라면 혈압을 내리면 그 순간부터 혈관이 막힐 가능성이 줄어들어야 한다.

암은 자라기 시작해서 적어도 5~8년 이상 지난 후에야 검사 상 확인이 가능하기 때문에 암 발생을 억제하는 조치를 취하고 나서 5~8년이 지난 뒤에야 그 효과를 알 수 있다. 그러나 혈관이 막히는 것을 예방하는 것은 이와 다르다. 혈압을 내려가게 하는 조치를 취한 후 한참이 지나야 막힐 가능성이 감소하는 것이 아니다. 혈관이 막히는 것은 혈액이 응고되는 시간만큼이나 아주 짧은 시간 안에 일어나는 현상이지 오랜 시간을 두고 발생하는 현상이 아니다. 혈관 속에서 피가 엉기는 시간은 채 3분이 되지 않는다. 따라서 혈관이 막히는 허혈성 심장질환이 급증하는 이유는 혈압을 효과적으로 내리지 않아서가 아니라 뭔가 다른 이유가 있기 때문인 것이 틀림없다.

혈관이 좁아지면 혈압이 올라가고 올라간 압력 때문에 좁아진 곳을 지나는 혈액의 흐름이 빨라진다. 혈관이 좁아진 부분에는 콜레스테롤과 중성지방으로 이루어진 죽처럼 끈적끈적한 기름때가 끼어 있는데 혈압을 낮춰버리면 흐름이 느려지면서 좁아진 자리에 혈액이 엉기는 현상이 발생한다. 게다가 심장동맥이 막히는 것을 억제할 의도로 강압제를 쓰고 있는데 오히려 심장동맥이 막히는 병을 앓는 사람들이 더 많아지고 있으니, 강압제가 여기에 크게 기여했다고 밖에 볼 수 없다. 이것은 이치로 보나 실제 나타나는 현상으로 보나 부정하기 힘든 사실이다.

제대로 된 허혈성 심장병 치료법

허혈성 심장병은 심장동맥이 좁아져서 발생하는 문제다. 따라서 혈관을 넓혀 주면 모든 문제가 해결된다. 혈관을 좁아지게 만드는 기름때는 혈액 중에 콜레스테롤과 중성지방이 과도하게 높을 때 생긴다. 그러므로 콜레스테롤과 중성지방을 낮춰주면 허혈성 심장병으로부터 자유로워질 수 있다. 혈액 중에 콜레스테롤과 중성지방이 높은 이유는 대부분 콜레스테롤과 중성지방이 많이 들어 있는 음식을 먹기 때문이다. 모든 동물성 식품이 바로 여기에 속하는 음식이다. 반면에 현미와 채소와 과일은 이런 성분들을 적절한 선으로 내려오게 한다.

기름때가 섬유화되거나 석회화되어 굳어지기 전에 콜레스테롤과 중성지방을 충분히 낮춰주면 좁아져 있던 혈관이 다시 넓어진다. 이렇게 하면 뇌와 콩팥으로 가는 혈관도 넓어져서 혈압이 자연스럽게 내려간다.

고혈압이 오래되면 심장이 지친다

동맥 내의 높은 압력에도 불구하고 이보다 더 높은 압력으로 펌프질을 계속하면 심장근육이 두꺼워지고 더 힘차게 박동한다. 팔을 많이 쓰는 일을 오래하면 팔 근육이 굵어지고 힘쓰는 것도 더 나아지는 것과 같은 이치다. 그러나 이렇게 힘든 상태로 오래 수축하다보면 심장이 서서히 지치다가 나중에는 제대로 힘을 쓰지 못하는 지경에 이르게 된다. 이런 상태가 되었을 때를 심부전이라고 부른다. 심장으로 돌아온 혈액을 완전히 비우지 못해서 폐와 전신에 피가 고이게 되어 팔 다리가 붓고 숨이 차게 된다. 이때 심장의 활동을 억제하는 약물을 쓰게 되면 심장에는 다소 도움을 주겠지만 혈압이 내려가기 때문에 뇌와 콩팥에 공급되는 혈액이 이전보다 더 줄어들게 된다. 심장을 쉬게 하려다가 뇌와 콩팥을 시들게 만드는 결과를 초래하는 셈이다.

뇌에 피가 부족하면 혈압이 올라간다

뇌는 콩팥과 더불어 혈압의 높낮이에 영향을 미치는 중요한 장기이므로 별도로 살펴볼 필요가 있다. 일반적으로 혈액공급이 감소하면 큰 문제가 발생하는 중요 장기에는 안정적으로 혈액을 공급받을 수 있게 하는 안전장치가 있다. 혈액의 유입량이 감소하면 혈압을 올려서라도 필요한 만큼의 혈액을 보내달라는 경보장치가 발동하는 것이다. 뇌와 콩팥이 바로 이런 장기에 속하며 뇌는 콩팥보다 더 우선적으로 보호되도록 만들어져 있다.

뇌는 특별하다

먼저 혈압과 관련되는 뇌의 특징부터 살펴보자. 사람의 뇌의 무게는 몸무게의 약 2.0%*에 불과하지만 전체 에너지 및 산소의 20%를 소비할 만큼 왕성한 활동을 하는 장기이다. 말하자면 덩치에 비해 에너지 소비가 10배나 되는 아주 특이한 장기다. 뇌는 복합적인 기능을 수행하기 때문에 에너지를 많이 소모할 수밖에 없다. 호흡을 관장하고, 심장활동을 통제하고, 많은 종류의 호르몬을 분비하고, 학습하고, 기억하고, 사고하고, 창조하고, 상상하고, 판단하고, 감각을 받아들이고, 근육의 움직임을 지시하는 등 실로 놀라울 정도로 많은 일을 하는 것이 바로 뇌다. 그래서 뇌를 제외한 다른 모든 장기들은 하나의 동맥을 갖고 있으나 뇌는 4개나 되는 동맥을 통해서 혈액을 공급받는다. 그만큼 혈액이 많이 필요하며 혈액이 부족해지는 일이 절대로 일어나지 않도록 구조화되어 있다. 이를 다시 말하면, 혈액공급이 감소할 경우 가장 먼저 손상을 입는 장기가 뇌라는 의미이기도 하다. 그래서 뇌의 혈액공급이 부족하지 않도록 몸 스스로 여러 가지 안전장치들을 가지고 있다.

두 가지 안전장치

뇌는 혈액공급이 부족해지지 않도록 두 가지 안전장치를 작동시킨다.

첫 번째 안전장치는 '신경'이다. 뇌에 혈액공급이 부족해지면 즉각 교감신경계를 통해서 전신의 혈관에 분포한 교감신경에서 혈관을 수축시키는 물질이 분비되어 혈압을 높인다. 혈압이 올라가면 뇌로 가는 혈

---

* 2.5%라는 주장도 있는데 뇌의 무게는 1,300~1,500그램으로 사람에 따라 큰 차이가 없지만 체중은 사람들마다 다를 수 있기 때문에 비율에 차이가 난다.

액의 공급이 늘어나게 되어 부족한 혈액을 채울 수 있게 된다. 더 경이로운 것은 뇌에서 목에 있는 혈관에까지 길게 신경을 뻗어 뇌에 도달하기 전의 혈압을 미리 점검하여 뇌 안의 혈압이 내려가지 않도록 안전장치를 강화한다는 점이다.

두 번째 안전장치는 '호르몬' 이다. 뇌로 유입되는 혈액이 감소하면 교감신경의 일부가 부신수질을 자극하여 혈관수축 호르몬(에피네프린과 노어에피네프린)을 분비한다. 이 호르몬의 영향으로 심장의 수축력과 박동 수가 늘어나게 되며, 전신의 혈관이 수축되고 혈압이 상승한다.

뇌의 혈액공급이 줄어드는 이유

뇌로 유입되는 혈액이 감소하는 가장 흔한 원인이 동맥경화증이다. 동맥이 좁아지고 굳어지면서 뇌로 들어가는 혈액의 양이 감소하게 되는 것이다. 동맥경화증은 목에 있는 혈관(경동맥)처럼 큰 혈관에도 생길 수 있지만, 눈에 보이지 않을 만큼 작은 동맥에 더 흔하게 발생하기 때문에 동맥경화증이 있다는 사실을 확인할 길이 막막하다. 그러나 혈액 중의 콜레스테롤과 중성지방 수치가 높고 혈압이 높다면, 뇌혈관에 동맥경화증이 있다고 봐도 틀리지 않을 것이다.

따라서 고혈압이 생겼다면 뇌에 혈액공급이 부족하지 않은지 반드시 확인해 보아야 한다. 우리 몸은 뇌에 혈액공급이 부족해지지 않도록 모든 수단을 동원하는데, 고혈압도 그 수단 중 하나이기 때문이다.

콩팥에 피가 부족하면 혈압이 올라간다

콩팥은 두 가지 중요한 기능을 수행하는 장기다. 소변을 통하여 노폐물을 배설하는 기능과 소변 배설량을 조절하여 체내의 수분량을 조절하는 기능이다. 이 두 기능을 적절히 수행하기 위해서 혈압을 올리기도 하고 내리기도 한다.

콩팥은 크게 두 가지 수단을 통해서 혈압 조절 기능을 수행한다. 하나는 혈액의 수분량에 영향을 줌으로써 혈압을 조절하는 것이고, 다른 하나는 혈관을 수축하는 호르몬을 분비하여 혈압을 조절하는 것이다.

염분과 수분 조절을 통한 혈압 조절

콩팥은 염분과 수분의 배설량을 조절하여 혈액의 염분과 수분량에 영향을 미친다. 소변으로 적게 배설시키면 혈액 속에 이들 성분이 많아겨서 전체 혈액의 양이 증가하고 결과적으로 혈압이 올라간다. 반대로 염분과 수분을 많이 배설시키면 혈압이 내려간다.

콩팥이 염분과 수분을 얼마나 배설시키고 흡수시킬 것인가 하는 문제는 콩팥으로 공급되는 혈액의 양에 의해 좌우된다. 콩팥으로 들어오는 혈액의 양이 감소하면 자동적으로 안지오텐신 II라는 물질이 분비되는데, 이 물질이 콩팥에 붙어 있는 부신(副腎)에 작용하여 알도스테론이라는 호르몬을 분비시킨다. 이 알도스테론이 소변으로부터 염분과 수분을 많이 흡수해서 혈액의 양을 증가시키고 결과적으로 혈압을 올린다. 올라간 혈압으로 인해서 콩팥으로 공급되는 혈액의 양이 증가하면 혈액이 부족했던 문제가 해결된다.

혈액 전체의 양은 5리터이고 그 중에서 혈구 속에 들어 있는 수분을 제외한 순수 혈장 수분은 약 2.5리터 정도다. 이 양은 물 섭취를 통해서 보태어지고 소변을 통해서 감소되면서 항상 일정하게 유지된다. 콩팥은 혈액을 걸러서 하루에 1.5리터의 수분을 오줌으로 배설시키는데 이 양은 혈장 수분의 양에 비해서 대단히 많다는 것을 알 수 있다. 즉 하루에 혈장 수분의 60%가 소변으로 빠져나간다는 얘기이다.

만약 소변을 통한 수분배설이 줄어든다면 혈액의 양이 그만큼 증가하게 되고 결과적으로 혈압이 올라갈 수밖에 없다. 콩팥의 배설기능이 떨어지게 되면(대표적인 예가 만성신부전증) 대부분 고혈압이 동반된다. 염분과 수분이 원활하게 배출되지 못하고 혈액 중에 많이 남아 있기 때문이다. 그러므로 고혈압이 나타났다면 콩팥의 배설기능이 저하되지 않았는지를 살펴보아야 한다.

여기서 한 가지 꼭 기억해야 할 내용이 있다. 수분은 염분의 뒤를 따라다닌다는 사실이다. 혈액 중에 염분이 많으면 수분도 덩달아 많아진다. 염분은 한 번 몸에 들어오면 좀처럼 밖으로 빠져나가지 않는 성질을 갖고 있다. 염분이 부족하면 치명적인 문제가 발생하므로 콩팥은 어떻게 해서든 염분이 몸 밖으로 빠져나가지 않도록 단속을 한다. 혈액이 걸러져 소변으로 배설될 때 오줌에 포함되어 있는 염분 정도를 제외하고는 거의 다 재 흡수한다.

혈액 중에 염분이 많아지면 배설량도 비례해서 많아지겠지만 그래도 배설되지 못하고 남아있는 염분이 수분을 끌어당겨 혈액량을 증가시키고 혈압을 상승시킨다. 그러므로 어떻게 하든지 소금을 적게 먹도록 노력해야 한다. 원리적으로 사람은 소금의 형태로 염분을 섭취하지 않아도 된다. 현미와 채소와 과일을 먹을 때 섭취하게 되는 염분만으로도 충분하다. 따라서 혈압이 높을 때는 짜게 먹고 있는 것은 아닌지 꼭 살펴보아야 한다. 고혈압을 치료하기 위해서는 싱겁게 먹는 습관으로 바꾸지 않으면 안 된다.

혈관수축물질 분비를 통한 혈압 조절

콩팥은 노폐물을 배설시키는 임무를 담당하고 있다. 이 임무를 충실히 수행하기 위해서는 혈액이 콩팥으로 충분히 보내져야 한다. 만약 콩팥으로 공급되는 혈액이 줄어들면 야단이 난다. 혈액공급이 부족하니 더 많이 보내 달라는 구조 신호를 혈관에게 보내는 것이다.

혈액을 더 많이 보내는 방법은 두 가지다. 하나는 혈액의 양을 증가시키는 것이고 다른 하나는 혈관을 수축시켜 혈압을 올리는 것이다. 콩팥은 이 두 가지 기능을 모두 가지고 있다. 혈액의 양을 증가시켜서 혈압을 올리는 내용에 관해서는 바로 앞에서 살펴보았으므로 여기에서는 혈관을 수축시켜 혈압이 올라가게 만드는 내용을 살펴보자.

콩팥에 혈액공급이 부족해지면 콩팥에서 혈관을 수축시키는 호르몬이 분비되어 전신에 있는 혈관을 수축시키고 그 결과로 혈압이 상승하게 된다. 혈압이 상승하면 콩팥에 혈액공급이 늘어나서 노폐물을 충분히 배설시킬 수 있게 된다. 콩팥기능은 혈액검사를 통해서 간접적으로 알아볼 수밖에 없는데 콩팥기능이 아주 심하게 나빠지기 전까지는 혈액검사 상에 아무런 이상이 나타나지 않는다는 데에 문제가 있다. 혈액검사에서 이상이 드러나면 이미 콩팥기능이 심각하게 떨어졌다는 것을 의미한다.

만약 혈압이 올라간다면 콩팥에 혈액공급이 제대로 되고 있는지 반드시 확인해 보아야 한다. 혈액은 혈관을 타고 이동하는 것이기 때문에 혈관이 좁아지면 혈액공급이 그만큼 줄어들 수밖에 없다. 결국 혈압이 올라간다는 얘기는 동맥이 좁아졌을 가능성이 있다는 얘기임을 잊어서는 안 된다. 동맥이 좁아지는 병이 바로 동맥경화증이다.

콩팥에 혈액공급이 부족할 때 혈압을 올리는 물질을 분비하는 것을 두고 콩팥의 잘못으로 보면 안 된다. 콩팥이 멍청해서 그러지 말아야 할 것을 그렇게 하는 것으로 판단하면 안 된다는 얘기다. 몸에는 지혜가 있어서 스스로에게 해가 되는 짓은 절대로 하지 않는다.

콩팥에서 혈압을 올리는 호르몬(안지오텐신Ⅱ)을 만들지 못하게 하는 약들과 만들어진 호르몬이 제대로 작용하지 못하도록 수용체를 차단하는 약들이 많이 사용되고 있다. 이 약들은 혈압을 내리는 효과가 상당히 좋지만 원리에는 맞지 않는 것들이다. 콩팥이 잘못 판단해서 이런 호르몬을 만들어낸다면 또 모르겠지만 그렇지 않다면 몸의 원리를 역행하는 약물이 되고 만다.

고혈압 때문에 콩팥이 나빠지는가

오랫동안 고혈압 증상을 보여 온 사람은 콩팥기능에 이상이 생기는 경우가 대부분이다. 이 때문에 일부 전문가를 포함한 대부분의 사람들이 고혈압 때문에 콩팥에 이상이 생기는 것으로 알고 있다.

고혈압 때문에 콩팥에 이상이 생기는가 아니면 콩팥이 원인이 되어 고혈압이 생기는가? 이 질문은 대단히 중요하다. 왜냐하면 어떻게 답하느냐에 따라서 치료방침이 전혀 달라지기 때문이다. 만약 고혈압 때문에 콩팥에 이상이 생기는 것이라고 판단한다면 어떻게 해서든 혈압을 내려야 할 것이다. 방법이 무엇인지에 상관없이 혈압이 내리면 콩팥에는 그만큼 유익하기 때문이다. 이와 달리 콩팥 때문에 고혈압이 생긴다고 판단한다면 먼저 콩팥에 발생한 문제를 해결하려고 할 것이다. 콩팥 문제가 해결되면 고혈압도 자연스럽게 해결될 것이기 때문이다. 뿐만 아니라 고혈압이 오히려 콩팥이상에 유리하게 작용할지 모른다는 생각까지 할 수 있게 된다.

답을 말하자면 콩팥에 이상이 생겨서 결과적으로 혈압이 올라가는 것이 맞다. 콩팥 이상이 먼저고 고혈압은 그 결과로 인해 생긴다. 그렇다면 왜 이 두 문제의 순서를 바꾸어 인식하게 되었는가?

혈압은 올라가야 할 원인이 있을 때 곧바로 올라가기 때문에 금방 표시가 난다. 혈압을 측정해보면 수치로도 금방 확인이 된다. 반면에 콩팥에 혈액공급이 부족한지 어떤지를 조기에 아는 것은 쉬운 일이 아니다. 혈액검사로도 알 수 없고 혈관을 직접 촬영해도 쉽게 알아낼 수 없다. 콩팥에 혈액공급이 심하게 감소하기 전까지는 혈액검사를 통한 콩팥기능 검사에 아무런 이상 소견이 나타나지 않으며, 혈관이 좁아지는 현상은 주로 아주 작은 동맥에 생기기 때문에 혈관촬영을 해도 눈으로 확인이 되지 않는다.

잘못된 강압제 사용이 콩팥을 죽인다

혈압은 올라가 있고 콩팥에는 이상이 없어 보는데 시간이 지나면서 콩팥이 서서히 나빠지고 있으니 누가 보더라도 고혈압이 콩팥이상을 만든다고 생각할 수밖에 없다. 전문가들은 이런 인식을 기반으로 콩팥이 나쁘면서 고혈압이 있을 때는 혈압을 내리기 위해 적극적으로 약물을 투여한다. 그러나 이는 선후가 바뀐 잘못된 생각이다. 콩팥의 작은 동맥에 경화증이 생기면 눈에 보이지 않지만 콩팥으로 유입되는 혈액의 양이 줄어들게 된다. 그러면 콩팥은 혈관을 수축시키고 혈액의 양을 증가시키는 호르몬을 분비하여 콩팥으로 유입되는 혈액의 양을 증가시키려는 노력을 하게 된다. 이것이 고혈압이다.

콩팥에 혈액공급이 감소하여 고혈압이 생긴 것을 고혈압 때문에 콩팥이 나빠지는 것으로 잘못 판단하면 치명적인 문제가 발생한다. 부족한 혈액을 보충하기 위해 콩팥 스스로 혈압을 올려놓은 것을 약물로 내려버리면 유입되는 혈액량이 이전보다 더 줄어들게 되어 콩팥에 큰 피해를 입히기 때문이다.

강압제 중에서 심장활동을 약화시켜 혈압을 내리게 하는 약이나 탈수시켜 혈압을 내리게 하는 약은 절대로 사용하지 말아야 한다. 이 외에 혈관을 확장시켜서 혈압을 내려가게 하는 약물은 콩팥에 있는 혈관뿐만 아니라 몸에 있는 모든 혈관을 확장시켜 혈압을 내려가게 만드는 문제가 있다. 가장 바람직한 상황은 콩팥의 혈관만 확장시켜서 콩팥으로 유입되는 혈액의 양을 회복시키고 콩팥이 혈압을 올리는 물질 생산을 더 이상 하지 않게 만듦으로 혈압을 내려가게 하는 것이다. 그러나 아직까지 이렇게 선택적으로 혈관을 확장시키는 약물은 없다.

혈관확장제를 쓰면 콩팥의 혈관을 확장시켜 콩팥 혈류량을 증가시킬 수 있지만 더 많은 다른 부위의 혈관도 확장되어 몸 전체의 혈압이 내려가기 때문에 결과적으로 콩팥으로 공급되는 혈액량도 감소하고 만다.

고혈압과 당뇨병은 형제와도 같다

고혈압과 당뇨병은 형제라고 해도 될 정도로 관련이 많다. 형제자매의 외모가 조금씩 다르더라도, 결국 뿌리는 하나인 것처럼 이 두 병은 하나의 원인으로부터 출발한 형제자매와 같은 병이다. 이 두 병은 한 사람에게 함께 발생하는 경우가 많고 발병 원인이 거의 동일하다고 보아도 무방하다. 뿐만 아니라 이 두 병의 마지막도 같은 모습으로 끝이 난다. 그래서 이 두 병을 중심으로 몇몇 증상을 합쳐서 대사증후군이라고 부르고 있다. 결국 하나의 커다란 집단 질병인 셈이다.

고혈압과 당뇨병의 원인은 거의 일치한다
고혈압은 혈액 중에 중성지방과 콜레스테롤이 높을 때 잘 생기고 당뇨병(제2형)은 혈액 중에 중성지방이 높을 때 흔히 발병한다. 약간의 차이가 있을 뿐 동일하다고 볼 수 있다. 고혈압은 동물성 식품을 많이 먹을 때, 어떤 종류의 음식이든 많이 먹어서 비만 상태가 되었을 때 쉽게 생기는 증상이다. 당뇨병은 동물성 식품이든 식물성 식품이든 많이 먹어서 비만이 되면 생기는 병이다. 그러나 일반적으로는 동물성 식품을 많이 먹을 때 발생하는 경우가 훨씬 더 많다.

병의 경과가 비슷하다

동맥경화증으로 인해서 고혈압이 오래되다 보면 다양한 혈관질환이 동반된다. 뇌혈관병(중풍), 심장혈관병(협심증과 심근경색), 신장혈관질환(만성신부전), 혈관성 망막질환, 사지의 혈관성 질환(말초동맥질환) 등이 흔하게 생긴다. 당뇨병도 동맥경화증으로 발전해서 위와 동일한 합병증이 발생한다. 당뇨병 말기에는 혈당이 높아서 사망하는 것이 아니라 동맥경화증으로 인한 혈관합병증으로 사망하는 경우가 대부분이다.

동일한 치료 원칙에 반응을 보인다

이 두 병은 발병하는 원인이 동일하므로 치료법이나 예방법도 동일하다. 동물성 식품을 먹지 말고 식물성 식품이라도 많이 먹지 않는 것이 이 두 병을 치료하고 예방하는 방법이다.

고혈압은 동맥경화증 때문에 생기고 동맥경화증은 당뇨병 때문에 생긴다. 동맥경화증과 고혈압만 있는 경우가 있고 당뇨병과 동맥경화증과 고혈압 셋이 함께 있는 경우도 있다. 따라서 고혈압이 있을 때는 당뇨병이 겹치지 않았는지 살펴 볼 일이고, 반대로 당뇨병을 갖고 있을 때는 고혈압이 곧 생길 가능성이 있음을 염두에 두고 있어야 한다.

강압제는 발기장애를 악화시킨다

발기장애는 고혈압의 초기 신호라는 말이 있을 정도로 고혈압이 있는 사람 중에 발기장애가 있는 사람이 많다. 보통은 고혈압이 있고 나서 그 뒤에 발기장애가 생기곤 한다. 이런 시차 때문에 고혈압이 발기장애를 일으키는 원인이라고 믿게 되었다. 그러나 이는 사실이 아니다. 원인과 결과를 올바르게 이해하지 못하면 살리려고 하는 것이 오히려 죽이는 결과를 가져오고 만다.

발기와 발기장애

연한 조직으로만 이루어진 남성의 성기가 발기 후 뼈처럼 단단해지는 이유는 성기 안에 있는 혈관에 혈액이 아주 높은 압력으로 들어차기 때문이다. 동맥으로 계속해서 혈액이 유입되고 정맥으로는 조금씩 빠져나가기 때문에 혈액이 모이게 된다.

만약 동맥을 통해서 혈액이 빠른 속도로 충분히 들어오지 못하면 제대로 발기가 될 수 없으리라는 것을 쉽게 예상할 수 있다. 동맥이 좁아지고 굳어지는 동맥경화증이 생겼을 때 바로 그런 현상이 나타난다. 모든 발기장애가 동맥경화증 때문에 생기는 것은 아니지만 이것이 가장 흔한 원인인 것은 분명하다.

강압제가 발기장애를 악화시킨다

동맥경화증은 발기장애 뿐만 아니라 고혈압의 원인이 되기 때문에 발기장애가 있으면서 고혈압이 동반해 있는 경우가 많다. 고혈압뿐만 아니라 당뇨병, 과지혈증, 심장동맥질환, 비만 등이 있는 사람은 이 같은 병이 없는 사람에 비해서 발기장애가 훨씬 더 많다.

문제는 고혈압이 발기장애를 일으킨다고 알고 있는 사람들이 많다는 점이다. 그게 사실이라면 강압제를 쓰면 발기력이 좋아질 것이다. 그러나 강압제는 오히려 발기력을 감소시킨다. 발기장애는 고혈압 때문에 생기는 현상이 아니라 고혈압을 일으키는 동맥경화증 때문에 생긴다. 모든 강압제는 정도의 차이가 있을지언정 발기력을 약화시킨다는 점에 있어서는 동일하다. 강압제 중에서 탈수제(이뇨제)나 심장활동 억제제(베타차단제) 계열이 좀 더 심하게 발기장애를 유발하고 혈관확장제(알파 차단제, 안지오텐신 전환 효소 억제제, 안지오텐신 수용체 차단제, 칼슘통로 차단제)는 상대적으로 적게 악화시킨다.

고혈압성 망막증의 원인은 무엇인가

고혈압이 있으면 눈에 이상이 잘 생긴다는 얘기는 이제 상식에 속할 정도로 널리 알려져 있다. 그만큼 고혈압이 있을 때 눈에 이상이 오는 경우가 많기 때문이다. 기구를 가지고 눈 속을 들여다보면 망막혈관을 직접 관찰할 수 있다. 이런 방법으로 혈관에 어떤 이상이 생겼는지를 간단하게 확인해 볼 수 있으므로 고혈압 환자들은 반드시 망막혈관검사를 받아보는 것이 좋다.

망막 혈관에 이상이 생긴다

이른바 고혈압성 망막증이라고 알려져 있는 이 병은 망막에 있는 동맥에 이상이 생겨서 혈액 성분이 혈관 밖으로 새어 나와 망막을 손상시키는 병이다. 정도가 심하지 않으면 혈액의 액체 성분만 새어나오고 심할 경우에는 혈구까지 포함한 출혈이 생기기도 한다. 그러나 혈관에 왜 이런 이상이 생기는지에 대해서는 아직까지 잘 알려져 있지 않다.

'고혈압성'이라는 수식어는 고혈압 때문에 생기는 병으로 생각해서 그렇게 붙인 것 같은데, 고혈압성 망막증의 보다 근본적인 원인은 동맥경화증이라는 사실을 잊어서는 안 된다. 이런 인식이 중요한 이유는 단순히 고혈압만 해결한다고 해서 고혈압성 망막증이 해결되지는 않기 때문이다.

고혈압 때문인가 다른 이유 때문인가

높은 혈압 때문에 망막혈관의 변성이 발생하는 것이라면 적극적으로 혈압을 낮춰야 하겠지만 그게 아니라면 단순히 혈압을 낮추는 것으로는 아무런 도움이 되지 않을 것이다. 혈관의 내부 압력이 높을 때 혈관의 변성이 생기기도 하지만 일반적으로는 혈액의 이상 때문에 발생하는 경우가 많다. 이 점을 생각하면 압력보다는 혈액의 성분에서 그 이유를 찾아야 할 것이다. 혈액 중에 콜레스테롤과 중성지방이 과다할 때는 이 두 성분이 동맥의 안쪽 벽에 침착할 뿐만 아니라 혈관벽에 손상을 주어 혈관 변성을 일으킨다.

고혈압성 망막증을 피하는 법

아무리 망막혈관에 이상이 생겨도 혈관의 압력이 낮으면 혈액 성분이 새는 문제는 발생하지 않을 것이다. 그렇다고 혈압을 내려버리면 망막에 생기는 이상은 줄어들겠지만 뇌와 콩팥에 발생한 혈액부족 현상은 오히려 악화되고 만다. 망막혈관의 압력만 낮추고 뇌나 콩팥으로 가는 혈관의 압력은 낮아지지 않도록 하면 좋겠지만 아직까지 그런 약은 없으며 앞으로도 없을 것 같다.

 망막동맥을 포함한 전신 혈관이 좁아져 있는 상태를 해결하면 혈압은 자연스럽게 내려가고 망막 이상도 해결된다. 그러기 위해서는 혈액 중의 콜레스테롤과 중성지방을 충분히 내려야 하는데 일체의 동물성 식품을 먹지 말고 현미밥과 채소와 과일로 구성된 식사만 해야 한다. 그렇게 하면 혈액 중의 콜레스테롤과 중성지방이 생각보다 훨씬 빨리 줄어든다.

고혈압에 관한 헛소문을 경계하라

고혈압을 확실히 잡을 수 있는 방법이 있으나 그 방법에 대해 관심을 가지는 사람은 별로 없다. 그러니 고혈압이 제대로 치료될 리가 없고 온갖 소문만 무성하다. 고혈압과 관련해 어떤 소문들이 있는지 살펴보자.

고혈압은 완치가 불가능하다

치료시기를 놓친 일부 고혈압을 제외하면, 거의 모든 고혈압의 완치가 가능하다. 완치가 불가능하다고 소문이 나게 된 이유는 완치될 수 있는 방법을 마다하고 안 되는 방법에 매달리기 때문이다. 대부분의 고혈압은 먹는 습관의 병이다. 그러므로 완치시키기 위해서는 먹는 습관을 획기적으로 바꿔야 한다. 미온적인 수준으로 바꿔서는 완치가 불가능하며 단지 악화되는 속도를 약간 느리게 하는 정도밖에 되지 않는다.

한 번 약을 먹기 시작하면 평생 먹어야 한다

고혈압 약을 오랫동안 먹어 온 사람들은 약을 끊으면 당장 죽는 줄 안다. 또 혈압이 상당히 높은 사람도 평생 약을 먹을 생각을 하니 자신이 없어서 아예 시작을 망설이기도 한다. 그러나 이런 염려에도 불구하고 식생활만 철저히 개선하면 대부분의 경우 혈압약을 끊어도 될 정도로 혈압이 내려간다.

나이를 먹으면 혈압이 올라가는 것이 정상이다

나이를 먹으면 혈압이 올라가는 사람이 많아지는 게 사실이다. 그렇다고 그럴 수밖에 없는 것은 아니다. 한 해에 한 살씩 나이를 먹는 것은 어쩔 수 없는 일이지만 고혈압은 얼마든지 피해 갈 수 있다. 나이가 많아도 혈압이 높지 않는 사람이 있는가 하면 젊은 사람 중에도 혈압이 높은 사람이 점점 늘어나고 있다. 이런 현상을 통해 혈압은 나이가 아니라 습관과 관계있다는 것을 알 수 있다. 나이를 많이 먹는 동안 축적된 나쁜 생활습관의 결과로 혈압이 올라가는 것이지 나이가 많아지면서 운명처럼 혈압이 올라갈 수밖에 없는 것은 아니다. 나이에 가려서 나쁜 생활습관이 보이지 않기 때문에 이런 오해가 생긴 것이다.

저혈압은 고혈압보다 더 위험하다

사람의 몸은 단순히 혈압이 얼마나 높고 낮으냐 하는 것보다는 공급되는 혈액의 양이 적절하냐 모자라냐에 따라서 반응한다. 혈관이 충분히 넓고 탄력성이 좋은 상태, 즉 혈관이 건강하다면 혈압이 낮아도 혈액공급이 충분할 수 있다. 반대로 혈관이 좁아지고 탄력을 잃은 상태, 즉 동맥경화증이 있으면 비록 혈압이 높아도 혈액공급이 불충분할 수 있다. 일반적으로 혈관이 건강하면 혈압이 낮고 동맥경화증이 있으면 혈압이 올라간다. 정상이라고 판단하는 수치보다 낮다고 해서 무조건 위험한 건 아니라는 얘기다. 빈혈과 같이 병적으로 낮은 경우가 아니라면 혈압은 낮은 것이 더 좋다.

고혈압에 오리알이 좋다

오리알을 식초에 담가두었다가 먹으면 고혈압에 좋다는 소문이 있다. 그러나 이 소문대로 하다가는 낭패를 보기 쉽다. 오리알의 노른자에는 동맥경화증을 일으키는 콜레스테롤이 매우 많이 들어 있기 때문에, 고혈압에 좋기는커녕 오히려 악화시킨다.

고혈압에 생선이 좋다

생선기름에는 불포화지방산이 다량으로 들어 있는데, 이 성분은 혈액이 응고되는 것을 억제하여 혈관이 막힐 가능성을 줄여준다. 따라서 고혈압과 흔히 동반되는 뇌경색이나 심근경색을 감소시켜주기 때문에 '고혈압에 생선이 좋다'는 말은 부분적으로는 맞는 말이다. 특히 등 푸른 생선에 불포화지방산이 많아서 이런 소문이 난 것으로 짐작된다. 그러나 혈액이 응고되는 성질을 줄여 준다고 고혈압이 해결되는 것은 아니다. 동맥경화증이 해결되지 않으면 혈압은 내려가지 않는다.

여기서 놓치지 말아야 할 것이 있다. 실제로 먹는 것은 생선기름이 아니라 생선 자체다. 생선에는 불포화지방산 이외에 동맥경화증의 원인 물질인 콜레스테롤과 중성지방도 적지 않게 들어 있으며 먹을 필요가 없는 생선살(단백질)도 함께 포함되어 있다. 생선에 들어 있는 불포화지방산은 현미와 채소를 먹으면 몸에서 만들어지기 때문에 애써 생선을 먹을 필요는 없다. 생선을 먹으면서 불포화지방산만 먹는다고 착각하고 있는 한 고혈압은 낫지 않는다.

고혈압에 냉·온욕이 좋다

뜨거운 물과 찬물을 번갈아 들락거리면 혈압이 내려갈 뿐만 아니라 혈관의 탄력성도 좋아진다는 말을 하는 경우도 있다. 하지만 이는 도움은커녕 위험한 상황을 부를 수 있다.

사람은 항상 일정한 온도를 유지하는 정온 동물이다. 뜨거운 물에 들어가면 열을 발산하기 위해서 땀을 흘리고 찬물에 들어가면 열을 보존하기 위해서 피부혈관을 수축하여 열의 발산을 줄인다. 땀이 나면 탈수가 되어 혈압이 내려가니 좋아 보일 수 있다. 그러나 탈수로 인한 혈전 형성 위험이 증가한다는 점을 잊어서는 안 된다. 그러므로 더운물에 들어갈 때는 흘린 땀 이상으로 물을 마셔야 한다. 들어가기 전에 마시고 나와서도 곧바로 물을 충분히 마셔야 한다. 찬물에 들어가면 혈압이 올라가는데, 혈압이 많이 높은 환자는 혈관 파열의 우려도 있다는 점을 기억할 필요가 있다.

    찬물과 더운물을 번갈아가면서 목욕하는 것은 아무런 유익도 없고 해롭기만 하다. 사람의 몸은 덥거나 추운 것을 스트레스로 인식한다는 점을 명심하기 바란다.

습관을 바꾸면 약을 먹을 필요가 없다

고혈압 환자를 치료 태도에 따라 대략 세 부류로 분류해 볼 수 있는데 습관을 개선해서 약을 안 먹어도 되는 사람, 습관을 고치지 않고 약만 쓰는 사람, 습관도 고치지 않고 약도 먹지 않는 사람이 바로 그 세 부류다.

습관을 개선해서 약을 안 먹어도 되는 사람

고혈압의 원인이 되는 나쁜 식생활습관을 개선하면 동맥경화증이 해결되고 혈압이 자연스럽게 내려간다. 이렇게 하는 것이 몸의 원리에 맞는 가장 좋은 고혈압 치료법이다. 아무런 부작용도 없고 비용도 들지 않는 완벽한 방법이다. 이렇게 되기 위해서는 목표를 높게 두고 철저하게 노력해야 한다. 노력하는 시늉만 해서는 절대로 혈압이 내려가지 않는다. 그러나 안타깝게도 이 부류에 속하는 사람은 아주 소수에 불과하다.

습관은 고치지 않고 약만 쓰는 사람

고혈압이 무섭다는 얘기를 들으니 겁은 나지만 습관을 고치기 위해 감수해야 할 고생스러움은 싫어하는 사람이 여기에 속한다. 힘들이지 않고 혈압이 내려가는 수단을 택한 사람들이라 할 수 있다. 습관을 개선하기보다 약물에 매달리는 이유는 습관 고치기가 무척 어려운 데다 약을 먹으면 혈압이 내려가는 것을 금방 확인할 수 있기 때문이다. 눈에 보이는 약효에 현혹되어 자신의 몸에 어떤 문제들이 일어나고 있는지에는 관심을 갖지 않는다.

이 방법은 많은 위험을 안고 있고 적지 않은 비용이 들지만 효과는 하루 미만이다. 겉으로 드러나는 혈압이 내려갔다며 안심하고 있다가 혈관이 막혀 심각한 장애가 생기거나 목숨을 잃는 경우가 많다.

오랫동안 강압제를 복용하고 있으나 여전히 혈압이 높은 사람이 여기에 속한다. 즉, 강압제를 쓰면 혈압이 내려가지만 끊으면 다시 올라가는 사람들이다. 약으로만 고혈압을 치료하고 있는 사람들 대부분이 이 부류에 속한다.

이 방법은 치료법 중에서 가장 나쁘다. 질병의 본질을 덮어둔 채 증상만을 쫓아버리려는 것이기 때문이다. 혈관이 좁아진 상태에서 혈압만 내려가면 큰 일이 난다. 습관을 고치지 않을 바에야 약도 먹지 않는 쪽이 차라리 낫다. '반풍수 집안 망친다'라는 말처럼 섣부르게 알고 오히려 몸에 해를 끼치는 경우다. 약을 안 쓰는 사람은 줄어드는 반면 여기에 속하는 사람의 비율은 점점 늘고 있어 걱정스럽다.

습관도 고치지 않고 약도 먹지 않는 사람

고혈압이 얼마나 위험한지 모르는 사람이거나, 죽음에 초연하거나, 자기 자신에게 무책임한 사람이거나, 별일 없을 거라고 요행을 바라는 사람이 이 부류에 속한다. 이 경우 별 문제없이 지내는 경우도 있으나 혈관이 터지는 합병증이 생길 가능성이 높다. 그러나 강압제를 써서 혈관이 막히는 병을 만드는 것보다는 차라리 낫다고 볼 수 있다. 몸이 스스로 혈압을 올리는 것에 대해 저항하지 않는다는 점에서 최악의 선택은 아니라고 본다. 이 부류에 속하는 사람의 수가 점점 줄어들고는 있으나 여전히 적지 않다.

고혈압은 사회의 문제다

고혈압이 없는 국가나 사회는 없다. 그러나 어떤 국가나 사회에는 더 흔하고 또 어떤 국가나 사회에는 적게 발생한다. 인종적 차이도 있을 수 있지만, 그보다는 다른 요인들이 이런 차이를 만들어 내고 있다. 그 중에서 눈여겨보아야 할 하나가 잘 사는 나라일수록 고혈압이 더 많이 발생한다는 점이다. 건강에 관한 지적 수준이 높고, 위생상태도 좋고, 주거환경이 더 좋고, 영양상태도 양호하고, 양질의 의료기술의 도움도 더 쉽게 받을 수 있는 등 어느 모로 보나 고혈압이 더 많아질 이유가 없음에도 불구하고 현실은 예상과 반대로 나타난다.

앞에서 여러 차례 설명한 것처럼 고혈압의 가장 중요한 원인은 동맥경화증이다. 동맥경화증은 동물성 식품을 먹으면 피할 수 없이 따라오게 되어 있다. 동물성 식품을 먹는 음식문화가 바뀌지 않으면 고혈압은 점점 더 많아질 것이고, 고혈압과 관련된 질병으로 장애인이 되거나 남만큼 살지 못하고 일찍 죽는 사람이 늘어날 것이고, 그 결과로 국가와 사회는 힘들어지게 될 것이다.

고혈압은 개인의 생활습관이 만들어낸 병이다. 그러나 인간은 사회적 동물이라는 점을 염두에 둔다면 사회전체가 갖고 있는 생활양식이 고혈압을 만들어낸다고 보아도 크게 틀리지 않을 것이다. 따라서 고혈압을 예방하고 치료하기 위해서는 고혈압을 가진 개인뿐만 아니라 국가사회적인 접근이 필요하다.

고혈압을 유발하는 식품의 소비를 억제하는 방향으로 법과 제도를 마련하고 식품시장에 적극적으로 개입할 필요가 있다. 동물성 식품은 값을 올려 소비를 억제하고, 현미와 채소와 과일은 가격을 낮춰 소비를 촉진하도록 하는 방법을 택할 수도 있을 것이다.

맺음말

고혈압은 한국사회에서 이미 중대한 보건의료 문제가 되었지만 앞으로는 이보다 더 심각하게 될 것이 확실하다. 우리보다 앞서 가는 나라들이 대개 그러했고, 우리라고 해서 다를 것이 없기 때문이다.

지금까지 고혈압을 효과적으로 예방하고 치료하지 못한 것은 고혈압에 대한 이해가 부족했기 때문이다. 어려워서가 아니라 애써 외면하고 싶었기 때문이다. 고혈압을 예방하고 치료할 수 있는 삶의 방식을 선택하고 싶지 않았기 때문이다. 혈압이 올라가는 것은 그렇게 되어야 할 필연적인 이유가 있어서 몸이 스스로 그렇게 한 것이다. 따라서 이 같은 몸의 활동을 약으로 억제해서는 안 된다. 몸을 지키기 위해서 내장되어 있는 인체의 원리에 맞서 싸우는 것은 현명하지 못하다. 끝까지 고집하면 결국 자신의 몸을 죽음에 이르게 만든다.

고혈압은 혈관이 좁아졌기 때문에 나타나는 증상이다. 혈관을 넓혀 주면 간단하게 해결될 것을 다른 곳을 긁고 있으니 평생을 노력해도 완치가 안 된다는 말이 나올 수밖에 없다. 고혈압은 동맥경화증 때문에 발생하고 동맥경화증은 동물성 식품을 먹기 때문에 생긴다. 따라서 모든 동물성 식품을 철저히 금하면 고혈압이 생기지도 않고 생겼더라도 쉽게 물리칠 수 있다. 현미와 채소와 과일은 동맥경화증을 만들지 않는 것은 말할 것도 없고 이미 만들어져 오래된 동맥경화증도 녹여 없애는 효과를 발휘한다.

습관은 어릴 때부터 몸에 배기 시작한다. '세 살 버릇 여든까지 간다'는 옛말처럼 어릴 때부터 고혈압을 예방할 수 있는 생활양식이 몸에 배도록 하는 슬기가 필요하다. 현미밥과 채소와 과일만 먹고, 운동하고, 잠을 많이 자고, 좋은 인간관계를 유지하고, 금연하고, 절주하면 고혈압의 예방뿐만 아니라 완치도 가능하다.

끝으로 고혈압 치료를 담당하는 전문가는 이론으로만 무장해서는 안 된다는 얘기를 하고 싶다. 무엇보다 먼저 스스로 체득해 보려는 노력이 필요하다. 책을 통해서 배울 수 없는 경험적 지식을 갖추지 못하면 책임 있는 치료를 할 수가 없다.